Deutsche Gesellschaft für Bipolare Störungen;
Martin Schäfer, Nadja Stehlin & Christopher Scharfenberger (Hg.)

Diagnostik und Therapie Bipolarer Störungen

Handbuch für Betroffene und Angehörige

Psychiatrie Verlag

AG Handbuch für Betroffene und Angehörige auf Basis der aktualisierten S3-Leitlinie zur Diagnostik und Therapie Bipolarer Störungen

Trialogische Koordination und Redaktion:
Martin Schäfer
Nadja Stehlin
Christopher Scharfenberger

Organisation und Kapitelerstellung:
Thomas Aubel
Astrid Freisen
Dennis Richnow
Johanna Römmelt
Martin Schäfer
Christopher Scharfenberger
Gabriele Schöck
Florian Seemüller
Nadja Stehlin
sowie weitere, die namentlich nicht genannt werden möchten.

Ausarbeitung:
Christine Vetter, Köln

Danksagung:
Besonderer Dank gilt der DAK-Gesundheit für die finanzielle Förderung, die die Erstellung des Handbuchs für Betroffene und Angehörige erst ermöglichte. Dank der DGBS und allen beteiligten Mitgliedern, dem Vorstand und der Geschäftsführung für die kontinuierliche und geduldige Unterstützung. Ebenso gilt der Dank den Herausgebern und vielen ehrenamtlichen Mitarbeitern der S3-Leitlinie Diagnostik und Therapie Bipolarer Störungen, auf denen die Inhalte dieses Handbuchs für Betroffene und Angehörige beruhen sowie der Förderung und Begleitung der DGPPN und der AWMF bei der Erstellung der Originalleitlinie.

Hinweis:
Unsere Selbsthilfeorganisation wird gefördert durch die DAK-Gesundheit. Für die Inhalte dieser Veröffentlichung ist die Selbsthilfeorganisation verantwortlich. Etwaige Leistungsansprüche gegenüber den Krankenkassen sind hieraus nicht ableitbar.

Deutsche Gesellschaft für Bipolare Störungen;
Martin Schäfer, Nadja Stehlin und
Christopher Scharfenberger (Hg.)

Diagnostik und Therapie Bipolarer Störungen

Handbuch für Betroffene und Angehörige

auf Basis der aktualisierten S3-Leitlinie zur Diagnostik und Therapie Bipolarer Störungen

Langversion 2.1

Update vom Februar 2019,
letzte Anpassung Mai 2020

Psychiatrie Verlag

Deutsche Gesellschaft für Bipolare Störungen;
Martin Schäfer, Nadja Stehlin und Christopher Scharfenberger (Hg.)

1. Auflage 2022

ISBN: 978-3-96605-200-9

ISBN E-Book (PDF):978-396605-214-6

Bibliografische Information der Deutschen Nationalbibliothek
Die Deutsche Nationalbibliothek verzeichnet diese Publikation
in der Deutschen Nationalbibliografie;
detaillierte bibliografische Daten sind im Internet über
http://dnb.d-nb.de abrufbar.

Weitere Bücher zum Umgang mit psychischen Erkrankungen unter:
www.psychiatrie-verlag.de

Redaktion: Leonie Bieger
Umschlaggestaltung unter Verwendung eines Bildes von Magdalena Meyer,
Typografiekonzeption und Satz: Iga Bielejec, Nierstein
Druck und Bindung: Plump Druck & Medien GmbH, Rheinbreitbach

* *Glossarbegriffe sind im Text* **grün** *gesetzt*

Einleitung

Rund 1–2 % der Menschen in Deutschland erkranken im Verlauf ihres Lebens an einer Bipolaren Störung und bis zu 5,5 % zeigen zumindest einzelne Symptome der Erkrankung. Die Bipolare Störung wurde früher mit dem Begriff »manisch-depressive Erkrankung« bezeichnet. Es handelt sich um eine schwerwiegende psychische Erkrankung, die das Leben der **Betroffenen** (= Menschen mit Bipolaren Störungen) im Bereich Schule, Ausbildung und Beruf sowie in der Familie und im sozialen Umfeld erheblich beeinträchtigen kann. Die Erkrankung wird aufgrund ihrer Komplexität häufig erst nach fünf bis zehn Jahren richtig erkannt und behandelt. Sie stellt für die Betroffenen, aber auch für die **Angehörigen** (= Familie und enge Bezugspersonen von Menschen mit Bipolaren Störungen) meist eine große Herausforderung dar.

Die Frage nach den Ursachen Bipolarer Störungen kann derzeit nicht abschließend beantwortet werden. Es wird angenommen, dass mehrere Faktoren eine Rolle spielen. Zum einen scheint es eine genetische Komponente zu geben, die zu einer erhöhten Sensibilität für die Entstehung der Erkrankung führt. Umwelteinflüsse wie Stress, belastende Lebensereignisse, das soziale Umfeld sowie besondere Persönlichkeitsmerkmale können auf der Grundlage dieser genetischen Komponente wahrscheinlich Einfluss auf das Auftreten und das Erscheinungsbild Bipolarer Störungen haben.

Da es sich keineswegs um eine seltene Erkrankung handelt, sind zwei Punkte besonders wichtig: Zum einen ist eine bessere öffentliche Aufklärung über das Krankheitsbild erforderlich – nicht zuletzt wegen des deutlich erhöhten Suizidrisikos im Verlauf Bipolarer Störungen. Und zum anderen muss gegen die **Stigmatisierung** der Betroffenen gekämpft werden. Denn diese verhindert häufig, dass die Erkrankung frühzeitig erkannt und richtig behandelt wird.

Um die bestmögliche Diagnostik und Behandlung zu erzielen, wird das vorhandene medizinische Wissen regelmäßig in Form einer sogenannten Behandlungsleitlinie zusammengetragen. Die Leitlinie entsteht jeweils auf der Basis intensiver Diskussionen und Abstimmungen der Expertenempfehlungen. Damit dieses Expertenwissen auch Betroffenen und Angehörigen bekannt wird und von ihnen in ihrem Alltag angewandt werden kann, wurde das vorliegende Handbuch erarbeitet. Es hat folgende Zielsetzungen:

- Das Handbuch soll eine allgemeinverständliche Zusammenfassung der wissenschaftlichen »S3-Leitlinie zur Diagnostik und Therapie **Bipolarer Störungen**« bieten und damit das aktuelle Wissen, das Experten aus Praxis und Forschung gewonnen haben, wiedergeben.
- Es soll erklären, was Bipolare Störungen sind und wie sie erkannt und behandelt werden können.
- Es soll sowohl den Betroffenen als auch ihren Angehörigen als Quelle und Anregung dienen, sich über Bipolare Störungen zu informieren.
- Es kann keinesfalls den Kontakt zur Fachärztin bzw. zum Psychotherapeuten ersetzen. Doch es soll dazu ermutigen, ein fachliches Beratungsgespräch zu suchen, wenn die Vermutung besteht, es könnte eine Bipolare Störung vorliegen.
- Das Buch möchte Betroffene und Angehörige darin unterstützen, im Gespräch mit den helfenden Berufsgruppen selbstbewusst die »richtigen« Fragen zu stellen, wichtige individuelle Krankheitsauslöser zu finden und damit eine bessere Entscheidungsgrundlage für Behandlungsmaßnahmen zu ermöglichen.
- Es soll ferner wichtige Fachbegriffe erklären und Hinweise auf die in Deutschland verfügbaren Beratungs- und Hilfsangebote geben.
- Wir haben uns bei diesem Handbuch darum bemüht, die zum Teil sehr wissenschaftliche Sprache der Leitlinie in eine allgemeinverständliche Sprache zu »übersetzen«.

Was ist eine S3-Leitlinie und wie sind die Aussagen darin zu bewerten?

Medizinische Leitlinien enthalten Empfehlungen zur Diagnostik und Behandlung einer bestimmten Erkrankung. Sie sind – anders als eine Richtlinie – nicht bindend, sondern dienen dazu, den aktuellen Stand der wissenschaftlichen Forschung abzubilden und daraus Hilfestellungen für Behandlungsempfehlungen abzuleiten. Sie richten sich insbesondere an **Behandelnde**. Ihre Erarbeitung wird von der Arbeitsgemeinschaft der Wissenschaftlichen Medizinischen Fachgesellschaften (AWMF) koordiniert.

Leitlinien durchlaufen in ihrer Entwicklung verschiedene Stufen. Eine S3-Leitlinie wie die, auf der dieses Handbuch beruht, hat alle Elemente einer systematischen Entwicklung durchlaufen, unter

Einbeziehung internationaler Forschungsergebnisse und einer großen Zahl von Experten. S3-Leitlinien müssen in regelmäßigen Abständen aktualisiert werden, sonst verlieren sie ihre Gültigkeit.

Die erste »S3-Leitlinie zur Diagnostik und Therapie **Bipolarer Störungen**« wurde 2012 fertig gestellt. Das vorliegende Handbuch bezieht sich auf die Überarbeitung und Aktualisierung der Leitlinie im Jahr 2019.

An der Entstehung einer Leitlinie sind zahlreiche Menschen beteiligt, die sich ausnahmslos ehrenamtlich engagieren und viel Zeit und Wissen einbringen. Die Kosten der Leitlinie werden von Fachgesellschaften und somit ihren Mitgliedern übernommen; in der vorliegenden Leitlinie erfolgte dies zum größten Teil durch die Deutsche Gesellschaft für Psychiatrie, Psychotherapie, Psychosomatik und Nervenheilkunde (DGPPN) sowie die Deutsche Gesellschaft für Bipolare Störungen (DGBS). Zu erwähnen ist, dass es sich aufgrund der führenden Rolle der DGBS als Fachgesellschaft um eine von Beginn an trialogisch entwickelte Leitlinie handelt.

Eine Leitlinie gilt nur für die tatsächlich untersuchten Fragestellungen. So sind die Empfehlungen, die im Handbuch zusammengefasst werden, nur für **Betroffene** im Alter von mindestens 18 Jahren sowie für deren Angehörige und Versorgende relevant. Lediglich im Bereich Diagnostik, inklusive Früherkennung, wurden auch Aspekte für die Altersgruppe unter 18 Jahren beurteilt.

Die in einer Leitlinie enthaltenen Behandlungsempfehlungen werden in verschiedene Kategorien eingeteilt, je nachdem, wie gut sie durch wissenschaftliche Studien und klinische Erfahrungswerte untermauert und belegt sind. In der S3-Leitlinie für Bipolare Störungen sieht die Einteilung folgendermaßen aus:

A → starke Empfehlung Die Empfehlung wird mit »soll« formuliert.

B → einfache Empfehlung Die Empfehlung wird mit »sollte« formuliert.

0 (null) → Empfehlung offen Die Empfehlung wird mit »kann« formuliert.

KKP → Empfehlung nach klinischem Konsens Es liegen keine Studien vor, weil diese bislang zum Beispiel aufgrund ethischer Überlegungen nicht möglich sind oder weil sie methodisch nicht machbar sind. Der Empfehlungsgrad KKP ist gleichwertig mit den Empfehlungsgraden A bis 0 zu sehen; die Art der Formulierung (»soll«, »sollte«, »kann«) drückt jeweils die Stärke der Empfehlung aus.

Statements → Aussagen Werden in Fällen formuliert, in denen zum Beispiel bislang keine Forschungsergebnisse vorliegen, dennoch aber eine wichtige Aussage festgehalten werden soll.

Trotz der Bemühungen, mit größtmöglicher Objektivität das verfügbare Wissen auszuwerten, darf zu keinem Zeitpunkt vergessen werden, dass psychische Erkrankungen sehr individuelle und komplexe Ursachen und Verläufe aufweisen. Dies gilt insbesondere für Bipolare Störungen. Die Leitlinie ist somit kein »Kochbuch« und darf auch nicht als solches verwendet werden. Sie enthält ausdrücklich keine verbindlichen Vorschriften. **Dies bedeutet, dass von einer Leitlinienempfehlung abgewichen werden kann und muss, wenn eine andere Entscheidung für individuelle Personen in einer gegebenen Situation sinnvoller ist.** Auch Behandlungen, die in der Leitlinie aufgrund fehlender Beweisbarkeit nicht genannt oder nicht als »erster Schritt« aufgeführt werden, können im Einzelfall die erste Wahl darstellen.

Gleichwohl können die Leitlinie und auch dieses daraus abgeleitete Handbuch für Betroffene und Angehörige als Hintergrund einer Behandlungsmaßnahme unterstützend herangezogen werden. Es handelt sich um fundierte Informationsquellen und eine gute Grundlage für Behandlungsentscheidungen.

Trialog in der DGBS und S3-Leitlinie Bipolare Störungen

Die diesem Handbuch zugrunde liegende Leitlinie wurde in Zusammenarbeit von professionell Behandelnden, Betroffenen und Angehörigen im sogenannten »**Trialog**« erstellt (vgl. Kapitel 3). Dies ist recht ungewöhnlich, denn die Leitlinie zu Bipolaren Störungen war die erste deutsche Leitlinie, die so erarbeitet wurde. Diese Verfahrensweise ermöglicht eine umfassende Sicht auf die Erkrankung und berücksichtigt die Erfahrungen und Bedürfnisse aller Beteiligten. Die DGBS hat das Ziel, diesen klinisch-wissenschaftlichen Trialog als einzige trialogische medizinische Fachgesellschaft stetig weiterzuentwickeln und Kenntnisse darüber zu sammeln, inwieweit sich der Trialog positiv auf die Wissenschaft sowie den klinischen Behandlungsalltag auswirken kann.

Häufigkeit, Ursachen und Vorbeugung

Häufigkeit

In Deutschland entwickeln ca. 1–2 % der Bevölkerung Bipolare Störungen (**Bipolar I & II**). Bis zu 5 % der Menschen hierzulande erkranken im Lauf ihres Lebens an einer Erkrankung aus dem **bipolaren Spektrum**. Das Ersterkrankungsalter liegt in der Regel zwischen dem zwanzigsten und dreißigsten Lebensjahr. Die Erkrankungshäufigkeit ist abhängig von der Form der Störung: Unipolar depressive, d. h. **Depressionen**, die nicht von manischen Phasen abgewechselt werden, und Bipolare Störungen beginnen häufig bereits im jugendlichen und jungen Erwachsenenalter.

Ursachen und Krankheitsentstehung

Die Frage nach den Ursachen der Entwicklung Bipolarer Störungen kann noch nicht abschließend beantwortet werden. Vermutet wird, dass das Zusammenspiel mehrerer Faktoren den Krankheitsprozess auslöst. Dazu gehören auch genetische Faktoren. Sie scheinen den Boden für eine erhöhte Sensibilität und Anfälligkeit für das Entstehen Bipolarer Störungen zu bilden. Darüber hinaus scheinen individuelle Persönlichkeitsmerkmale und Umwelteinflüsse wie die Stressbelastung eine Rolle zu spielen.

Prognose

Bei Bipolaren Störungen müssen zur Diagnosestellung mindestens eine depressive und eine hypomane oder manische Phase aufgetreten sein. Die meisten Menschen entwickeln im weiteren Verlauf wiederholt Krankheitsepisoden. Das heißt, die Störung hat eine hohe Rate an erneut auftretenden Krankheitsphasen (**Rezidivneigung**). Der Krankheitsverlauf kann individuell sehr unterschiedlich sein. So entwickeln sich bei einem großen Teil der Betroffenen nur einige wenige Krankheitsphasen. Rund zehn Prozent der Betroffenen erleben jedoch mehr als zehn Krankheitsepisoden im Lauf des Lebens.

Bipolare Störungen sind je nach Schwere des Verlaufes mit erheblichen langfristigen Folgen verbunden. Sie sind weltweit unter den häufigsten Ursachen für Einschränkungen in Bezug auf die Teilhabe am Leben, einschließlich Frühberentung. Bei vielen Betroffenen entwickelt sich eine sogenannte **Residualsymptomatik**, d. h. einige Symptome bleiben nach dem Abklingen der Krankheitsphasen bestehen. Das Risiko hierfür steigt mit der Schwere und Dauer der letzten Krankheitsphase (**Episode**), der Häufigkeit der Krankheitsphasen und damit auch mit der Dauer der Erkrankung insgesamt. Die Residualsymptomatik erhöht das Risiko für ein erneutes Auftreten von Episoden. Diese können mit anhaltenden Einschränkungen im sozialen Leben einhergehen, zum Beispiel bei der Teilhabe am Arbeitsplatz und im Erwerbsleben, in der Familie und auch im weiteren sozialen Umfeld.

Besonders schwerwiegende Formen der Bipolaren Störungen sind solche mit sogenannten »Mischphasen«, das bedeutet, es gibt Krankheitsphasen, in denen Symptome sowohl der Manie als auch der Depression vorliegen, und das sogenannte **Rapid Cycling**. Der Begriff beschreibt den raschen Wechsel verschiedener Krankheitsphasen, wie den Wechsel von der **Depression** zur **Manie** und umgekehrt. Ein solches Rapid Cycling liegt bei bis zu 20 % der Erkrankten vor. Frauen sind hiervon häufiger betroffen als Männer.

Diese Risikofaktoren machen häufig wiederkehrende Krankheitsphasen wahrscheinlicher:

- junges Alter bei der ersten Krankheitsphase
- weibliches Geschlecht
- Auftreten gemischter **Episoden** von Depression und Manie
- schwerwiegende und/oder traumatisierende Lebensereignisse in der Vorgeschichte
- psychotische Symptome (Wahnerlebnisse)
- unzureichendes Ansprechen auf Medikamente zur **Phasenprophylaxe**

Diese Risikofaktoren machen einen chronischen, d. h. einen immer wiederkehrenden Verlauf, wahrscheinlicher:

- häufige Krankheitsepisoden
- Persönlichkeitsmerkmale, die die Bewältigung der Bipolaren Störungen erschweren

- unzureichendes Ansprechen auf Medikamente in der Akut- und Phasentherapie
- schlechte Zusammenarbeit oder Verlässlichkeit von Behandelnden und Betroffenen
- gleichzeitig bestehende Abhängigkeitserkrankung mit Substanzmissbrauch
- gleichzeitig bestehende andere psychische und körperliche Erkrankungen

Bezüglich des langfristigen Krankheitsverlaufs sind der Erhalt bzw. die Wiederherstellung der sozialen Teilhabe ein wichtiges Kriterium für die seelische Gesundheit. Bedauerlicherweise führen Bipolare Störungen im Langzeitverlauf oft zu der Entwicklung einer Arbeits- oder Erwerbsminderung bis hin zu einer vorzeitigen Berentung. Während Menschen mit unipolarer Depression durchschnittlich 28 Fehltage pro Jahr erleben, sind es bei Menschen mit Bipolaren Störungen 66 Fehltage. Das verdeutlicht die hohen wirtschaftlichen Kosten Bipolarer Störungen. Wenn die Beantragung einer Erwerbsminderungsrente oder die Anerkennung einer Berufsunfähigkeit nötig wird, ist zu bedenken, dass der Ausstieg aus dem bisherigen Erwerbsleben Betroffenen nicht nur die adäquate Teilhabe erschweren, sondern bei Unterforderung auch den weiteren Krankheitsverlauf verschlimmern kann. Dieses sollte im Vorfeld demnach eingehend mit Vertrauenspersonen sowie den Behandelnden besprochen werden. Es können bei hohen Fehlzeiten oder alltäglichen Funktionseinschränkungen Merkmale einer Behinderung (im Sinne des deutschen Sozialrechtes) erfüllt sein, sodass ein Grad der Behinderung beantragt werden kann.

Eine besondere Belastung stellt außerdem die nach wie vor vorherrschende **Stigmatisierung** und Ausgrenzung von Betroffenen und ihren Angehörigen dar. Sie ist zugleich eine nicht zu unterschätzende Barriere hinsichtlich der Wiedereingliederung und der Teilhabe an der Gesellschaft.

Präventive Ansätze

Bipolare Störungen treten erstmals oft schon im jugendlichen und jungen Erwachsenenalter auf. Allerdings erhalten nach wie vor viele Betroffene erst nach fünf bis zehn Jahren die korrekte Diagnose. Erst dann wird auch eine effektive Behandlung begonnen. Infolge der langen Zeitspanne zwischen Ersterkrankung und korrekter Diagnose und Therapie erleiden viele Betroffene oft mehrere Krankheitsphasen, wobei sie einen erheblichen Teil dieser Zeit überwiegend depressive Phasen erleben, und hypomane oder Mischzustände häufig nicht erkannt werden. Ein frühzeitiges Erkennen des Krankheitsbildes spielt aber für die Einleitung einer individuell zugeschnittenen Therapie eine bedeutende Rolle. Um die Früherkennung zu fördern, ist eine bessere Aufklärung der Öffentlichkeit über Bipolare Störungen und die entsprechenden Symptome wichtig und notwendig. Früherkennungszentren und Gütesiegelkliniken der DGBS können hier im Einzelfall unterstützen. Es wäre wünschenswert, Angehörige und Personen, die im engen Kontakt mit Betroffenen stehen (z. B. Jugendbetreuer, Lehrerinnen, Beratungsstellen, Beratungstelefone, Internetberatung), besser über psychische Erkrankungen zu informieren. Die Information des Umfeldes über die eigene Erkrankung kann ebenfalls hilfreich sein. Hier muss jedoch individuell überlegt und entschieden werden, da nicht alle Betroffenen diese Informationen weitergeben möchten und die Offenheit des Umfeldes bezüglich psychischer Erkrankungen oder auch möglicher beruflicher Konsequenzen eingeschätzt werden sollte.

Leider kann die Entstehung psychischer Störungen bislang nicht verhindert werden. Doch es ist dank aktueller Initiativen zur Prävention psychischer Ersterkrankungen möglich und zu empfehlen, beispielsweise günstige Bewältigungsstrategien (sogenannte **Coping-Strategien**) und Techniken zur Stressreduktion zu erlernen.

Tipps und praktische Hinweise für Betroffene und Angehörige

Insbesondere, wenn in Ihrer Familie bereits psychische Erkrankungen und/ oder mehrere der genannten Risikofaktoren (siehe Kapiteltext) vorliegen, ist die Wahrscheinlichkeit, ebenfalls davon betroffen zu sein, erhöht. Seien Sie daher diesbezüglich aufmerksam.

Bipolare Störungen sind Erkrankungen wie jede andere auch und sind kein Grund, sich dafür zu schämen. Wenn Sie bei sich oder Ihnen nahestehenden Personen eine Bipolare Störung vermuten, lassen Sie dies von einem Facharzt oder einer Psychotherapeutin beurteilen. Die Bipolarambulanzen der DGBS-Gütesiegelkliniken können hier eine passende Anlaufstelle sein.

Lesen Sie auch die Informationsmaterialien, die auf der Webseite der DGBS zur Verfügung gestellt werden. Der Fragebogen zur Bipolaren Störung kann Ihnen erste Hinweise darauf geben, ob Sie sich bei einem Psychiater vorstellen sollten.

Je eher Bipolare Störungen festgestellt werden, desto besser lassen sich diese individuell behandeln und ein guter Umgang damit erreichen. Zudem werden auf diese Weise Schwierigkeiten und Leid, die durch unbehandelte Krankheitsphasen ausgelöst werden können, vermieden.

Seien Sie nicht nur aufmerksam in Bezug auf die depressiven Lebensphasen, sondern auch in Bezug auf die Zeiten, in denen es Ihnen besonders gut geht. Diese könnten Hinweise auf eine Bipolare Störung liefern, sofern diese Phasen im Vergleich »auffällig gut« und/oder belastend für Sie oder Ihr Umfeld waren. Daher sollten Sie auch diese Phasen mit den Behandelnden besprechen.

Trialog, Wissensvermittlung und Selbsthilfe

Thematische Einführung

Bei Bipolaren Störungen kommt es zu zahlreichen Situationen, in denen Betroffene, Angehörige und helfende Berufsgruppen eng zusammenarbeiten sollten. Hierzu bedarf es gewisser Regeln und einer engen Kommunikation untereinander. Die Kommunikation von Menschen mit Bipolaren Störungen, ihren Angehörigen und den Behandelnden wird als »**Trialog**« bezeichnet. Der Begriff beschreibt und beinhaltet eine intensive, selbstverständliche und gleichberechtigte Zusammenarbeit von Menschen mit psychischen Störungen, Angehörigen und den helfenden Berufsgruppen. Eine solche Vorgehensweise ist bislang in der Medizin noch wenig üblich.

Ziele des Trialogs sind der Abbau wechselseitiger und öffentlicher Vorurteile, das Bewahren oder Finden einer gemeinsamen Sprache aller Beteiligten und Respekt gegenüber den Erfahrungen und Kompetenzen jeder einzelnen Gruppe. Wird dies, insbesondere durch die Möglichkeit zu einem Perspektivwechsel, erreicht, so kann die trialogische Zusammenarbeit bei Bipolaren Störungen eine wichtige Ressource hinsichtlich der langfristigen Therapie und der Krankheitsbewältigung darstellen. Dabei können sowohl die individuellen wie auch familiären Ressourcen besser genutzt und die Flexibilität des Behandlungssystems verbessert werden. In sog. **Psychoseseminaren** oder **Trialogforen** profitieren alle drei Gruppen, auch wenn sie nicht direkt miteinander verflochten und füreinander verantwortlich sind. Das kann dazu beitragen, die Vielfalt des Geschehens zu akzeptieren und gelassener zu bleiben.

Die Grundsätze und Empfehlungen zum Trialog werden im Folgenden aufgeführt und erläutert. Da die Zusammenarbeit von Menschen mit Bipolaren Störungen, ihren Angehörigen und den Behandelnden im Trialog aus ethischen Gründen nicht **randomisiert**, d. h., per Zufallsverteilung untersucht werden kann, haben alle nachfolgenden Empfehlungen den Charakter eines »Statements« oder eines »**Klinischen Konsenspunkts**« (**KKP**). Sie beruhen somit auf umfassenden klinischen Erfahrungen.

Empfehlungen und Statements mit Erläuterungen

Trialogisches Handeln

Statement: Trialog (Betroffene – Behandelnde – Angehörige) – Trialog 1	Empfehlungsgrad
Im Rahmen der Behandlung der Bipolaren Störung ist die **trialogische** Zusammenarbeit besonders wichtig. Sie ist eine wesentliche Voraussetzung für eine offene, vertrauensvolle und erfolgreiche Kooperation zwischen betroffenen Patienten, Angehörigen und anderen Bezugspersonen sowie Behandlern, auf deren Basis gemeinsame Interessen und Behandlungsziele verfolgt werden können. Ergebnisse der trialogischen Zusammenarbeit beschränken sich nicht nur auf die individuelle Therapiebeziehung, sondern haben Auswirkungen auf die angemessene Darstellung der Interessen der Patienten und Angehörigen in der Öffentlichkeit und Politik, auf die Qualitätsförderung und auf die Fortentwicklung der Versorgungsstrukturen. Die Teilnahme an trialogischen Foren kann der Krankheitsverarbeitung dienen.	**Statement**

Statement: Voraussetzung für das trialogische Handeln – Trialog 2	Empfehlungsgrad
In professionellen Fort- und Weiterbildungen soll der **trialogische** Aspekt besonders berücksichtigt werden. Die direkte Beteiligung engagierter Betroffener, Angehöriger und anderer Bezugspersonen soll selbstverständlich sein.	**Statement**

Erläuterungen Zunehmend setzt sich in der Medizin die Erkenntnis durch, dass es hilfreich und sogar notwendig ist, nicht über, sondern *mit* Betroffenen und Angehörigen zu sprechen. Sie sollten aufgrund ihrer direkten Betroffenheit als Expertinnen ernst genommen und als Partner respektiert werden. Bei Bipolaren Störungen hat dieses Prinzip des **Trialogs** eine besondere Bedeutung. Denn es ist außerordentlich wichtig, Angehörige in die Diagnostik und Therapie einzubeziehen, da sie infolge der ausgeprägten Krankheitsphasen und der zum Teil extremen Stimmungsschwankungen oft stark involviert und belastet sind.

Der Trialog fördert das gegenseitige Verständnis für die mit Bipolaren Störungen verbundenen Probleme und erleichtert die Entwicklung von Lösungen, die von allen Beteiligten akzeptiert werden. Bei den Betroffenen führt der Trialog oft zu einer verstärkten Verantwortungsübernahme, einem Plus an Selbstbestimmung sowie einer verbesserten Fähigkeit zum **Selbstmanagement**.

Der Besuch trialogischer Foren ist zu empfehlen und kann auch die helfenden Berufsgruppen dabei unterstützen, ein besseres Verständnis für die Störung zu entwickeln. Denn sie erleben die Betroffenen in den Foren nicht als von ihnen zu behandelnde Personen und sehen sie nicht in akuten Krisensituationen. Sie können daher frei und entlastend über Zweifel, Fragen, Probleme und Wünsche sprechen.

Damit wird die Wahrscheinlichkeit für einen günstigen Krankheitsverlauf höher, ebenso wie die Bereitschaft und Fähigkeit, »gesund mit Krankheit zu leben«. Eine in diesem Sinne trialogische Behandlungskultur ist von der Einstellung und Ausbildung der Therapeuten, aber auch von der Bereitschaft sowie den Fähigkeiten aller Beteiligten und auch von der Krankheitsphase der Betroffenen abhängig. Menschen mit Bipolaren Störungen reagieren aufgrund ihrer Sensibilität für Selbstwertfragen und den respektvollen Umgang besonders gut auf eine solche Behandlungskultur. Auch die Antistigmaarbeit erfolgt heutzutage weitgehend trialogisch. Das Konzept ist inzwischen weit über die **Psychoseseminare** und **Trialogforen** hinausgewachsen.

Partizipation

Empfehlung: Partizipative Entscheidungsfindung – Trialog 3	Empfehlungsgrad
Über die gesetzlich vorgeschriebene Aufklärungspflicht hinaus soll mit dem Patienten im Rahmen einer partizipativen **Entscheidungsfindung** von Behandler, Patienten und, wenn zugestimmt, auch Angehörigen über mögliche Behandlungsstrategien und die damit verbundenen erwünschten Wirkungen und möglichen Risiken gesprochen und entschieden werden. Die Informiertheit des Patienten ist Grundlage kooperativer Entscheidungsfindung und Voraussetzung gesundheitsfördernden Verhaltens. Menschen mit unzureichenden Deutschkenntnissen sollten diese Information in ihrer Muttersprache erhalten können.	KKP

Empfehlung: Partizipative Entscheidungsfindung – Trialog 4	Empfehlungsgrad
Schriftliche **Behandlungsvereinbarungen** können helfen, kritischen Phasen vorzubeugen und das Risiko von Zwang zu reduzieren. Ob das gelingt, hängt stark von der Qualität der Vereinbarung und des dialogischen Prozesses ab.	KKP

Erläuterungen Neben der Förderung des **Selbstmanagements** kommt zunehmend auch das Modell der »**partizipativen Entscheidungsfindung**« bei Bipolaren Störungen zur Anwendung. Anders als bei der früheren Sichtweise nach dem Motto »der Arzt weiß schon, was richtig ist« basiert es auf einer gleichberechtigten Kommunikation und einer von den behandelnden Personen gemeinsam mit den Betroffenen entwickelten Entscheidung. Das erfordert mehr Zeit und mehr Transparenz auf der Seite der helfenden Berufsgruppen. Seitens der Betroffenen erfordert es die Einsicht, auf Hilfe angewiesen zu sein, sowie die Bereitschaft zur kritischen Selbstbeobachtung und zu Vertrauen. Sofern es die persönliche Situation der Betroffenen und ihrer Angehörigen zulässt, sollten die Angehörigen in die Entscheidung über das angestrebte Behandlungskonzept miteinbezogen werden. Dazu bedarf es jedoch in jedem Fall der Zustimmung der Betroffenen.

Behandlungsvereinbarungen, in denen hilfreiche wie auch nicht hilfreiche therapeutische Maßnahmen definiert werden können, erleichtern auch in Krisensituationen die Entscheidungen zur weiteren Behandlung. Sie können dabei helfen, Zwang zu vermeiden. Allerdings werden entsprechende Behandlungsvereinbarungen bisher noch nicht flächendeckend eingesetzt.

Im Idealfall erfolgt die Behandlung kontinuierlich und dauerhaft mit denselben Behandelnden. Das trägt dazu bei, das Vertrauensverhältnis zu festigen und auf Basis der gemeinsamen Erfahrungen eine an die individuelle Situation angepasste Therapiestrategie zu entwickeln und langfristig zu verfolgen.

Wissensvermittlung

Statement: Wissensvermittlung – Trialog 5	Empfehlungsgrad
Angemessene Informationsvermittlung hat Einfluss auf Kooperationsbereitschaft und Behandlungstreue (**Adherence**), aber auch auf Selbstbewusstsein und Lebensqualität. Eine gute Beziehungskultur ist dabei entscheidend.	Statement

Empfehlung: Wissensvermittlung – Trialog 6	Empfehlungsgrad
Patienten und Angehörige sollten auf eine mögliche Unterstützung in Form von Ratgebern, Selbsthilfemanualen, Schulungsprogrammen (z. B. Kommunikationstrainings, **Selbstmanagementtrainings**) hingewiesen werden, konkrete Literaturhinweise erhalten und zur Teilnahme an aktuellen Veranstaltungen ermuntert werden.	KKP

Statement: Wissensvermittlung – Trialog 7	Empfehlungsgrad
Ratgeber und Selbsthilfemanuale sollten unabhängig von kommerziellen Interessen, leicht verständlich und qualitativ hochwertig sein. Sie ersetzen keine **Psychoedukation**, sind jedoch eine sehr gute Ergänzung.	Statement

Erläuterungen Es ist wichtig, dass Menschen mit Bipolaren Störungen gut über ihr Krankheitsbild informiert sind. Vor allem in der ersten Zeit nach der Diagnosestellung ist der Wissensbedarf hoch. Die Erkrankung und ihre Hintergründe wirklich zu verstehen, kann nur gemeinsam, also im **trialogischen** Diskurs gelingen. Das nutzt den Behandelnden und kann den Betroffenen bei der Krankheitsbewältigung helfen und so dazu beitragen, die Krankheitsbelastungen zu mindern. Sowohl die Betroffenen als auch die Angehörigen brauchen deshalb eine verständliche und umfassende Aufklärung über Bipolare Störungen, die Möglichkeiten der Therapie und deren potenzielle Nebenwirkungen und auch über Rehabilitationsmöglichkeiten. Diese Informationen sollten möglichst wenig **stigmatisieren** und die Vielfalt des Erlebens aus verschiedenen Perspektiven abbilden. Das bedeutet, dass die Materialien möglichst unter trialogischer Mitwirkung erstellt werden sollten. Die verschiedenen Quellen für Wissen über Bipolare Störungen zu nutzen, kann Betroffenen und ihren Angehörigen helfen, die Zeit, bis ein Therapieplatz verfügbar ist, zu überbrücken. Es gibt im Wesentlichen folgende Möglichkeiten, weiterführende Informationen zu erhalten:

- *Schulungsprogramme für Betroffene bzw. Angehörige* In diesen stehen das **Selbstmanagement** sowie die Vermittlung von Hilfen zur Selbsthilfe und Strategien zum Umgang mit der Bipolaren Störung (»**Psychoedukation**«) im Vordergrund.
- *Ratgeber* Sie dienen nicht nur als Informations- und Aufklärungshilfe, sondern können die Betroffenen und die Angehörigen auch emotional entlasten. Denn sie bieten oft auch Anregungen und konkrete Hilfen zur Verbesserung der Kommunikation zwischen Angehörigen und Betroffenen.
- *Selbsthilfemanuale* Ziel der Selbsthilfemanuale ist es, Betroffene und Angehörige zur selbstständigen Durchführung therapeutischer Verfahren und Techniken im Sinne des Selbstmanagements anzuleiten.
- *Selbsthilfegruppen* In Selbsthilfegruppen sind oftmals rasch Hilfsmöglichkeiten vor Ort zu erfahren, und dies angepasst an die individuellen Bedürfnisse. Außerdem können durch das gemeinsame Gespräch und den Gedankenaustausch von Betroffenen und Angehörigen in der Selbsthilfegruppe auch unterschiedliche Erfahrungen mit der Erkrankung untereinander vermittelt werden.
- *Webseiten* Insbesondere die Webseiten von Fachgesellschaften (z. B. www.dgbs.de, www.bipolar.at, www.swiss-bipolar.ch) informieren umfassend über Themen rund um die Erkrankung, bieten ergänzende Literaturhinweise und/oder verweisen auf weitere Informationsquellen.

- *Beratungsangebote* Eine individuelle Beratung ist zum Beispiel telefonisch über das Beratungstelefon der DGBS unter 0800 55 33 33 55 oder per E-Mail über mailberatung@dgbs.de (bzw. speziell für Betroffene, die im Gesundheitswesen tätig sind oder waren, über **kontakt.sbp@dgbs.de**) möglich.

Selbstmanagement, Selbsthilfe, Peersupport, Familienhilfe

Empfehlung: Selbstmanagement – Trialog 8	Empfehlungsgrad
Selbstmanagement sollte im therapeutischen Prozess fortlaufend gefördert werden. Dabei kann Peersupport die Selbsthilfe wirkungsvoll ergänzen.	KKP

Empfehlung: Selbsthilfe – Trialog 9	Empfehlungsgrad
Betroffene und Angehörige sowie andere Bezugspersonen sollten zum Besuch von **Selbsthilfegruppen** ermutigt werden. Dabei ist die konkrete Nennung der (nächsten) Kontaktstellen (z. B. NAKOS, DGBS, weitere Angehörigenverbände) hilfreich. Selbsthilfegruppen sollten als therapeutische Option mehr Beachtung finden. Neben der direkten Integration in das stationäre therapeutische Angebot ist auch eine kontinuierliche Kooperation mit regionalen Gruppen oder einer Kontaktstelle für Selbsthilfegruppen denkbar. Auf diese Weise können Selbsthilfegruppen als Element der Nachsorge zur Stabilisierung des Behandlungserfolgs genutzt werden.	KKP

Empfehlung: Selbsthilfe – Trialog 10	Empfehlungsgrad
Selbsthilfegruppen sollen durch das professionelle Hilfesystem unterstützt werden durch: • konkrete Ermutigung von Betroffenen und Angehörigen zum Besuch von Selbsthilfegruppen • Bereitstellung von Räumen in sozialen Einrichtungen, kirchlichen Räumen, psychiatrischen Kliniken/Praxen • Aufnahme der Angebote der örtlichen Selbsthilfe in Aushänge, Flyer in sozialen Einrichtungen, kirchlichen Räumen, psychiatrischen Praxen, Kliniken • bewusst gestaltete Übergänge von professionellen zu Selbsthilfegruppen • Angebot von andauernder Beratung und Unterstützung in Krisen	**KKP**

Empfehlung: Peersupport – Trialog 11	Empfehlungsgrad
Bipolaren Patienten sollte **Peersupport** angeboten werden, um Selbstwirksamkeit, **Selbstmanagement**, **Adhärenz** bzw. Beteiligung zu fördern.	**B**

Empfehlung: Familienhilfe – Trialog 12	Empfehlungsgrad
Auch Angehörige sollten zur **Peerbegleitung** ermuntert werden, um so ihre Belastung zu reduzieren und ihre Lebensqualität zu verbessern.	**KKP**

Empfehlung: Familienhilfe – Trialog 13	Empfehlungsgrad
Angehörige sollten von Beginn an und über alle Phasen der Behandlung des Erkrankten einbezogen werden.	**KKP**

Empfehlung: Familienhilfe – Trialog 14	Empfehlungsgrad
Lehnt der Patient oder der Angehörige eine Einbeziehung ab, sollte im Interesse der Sicherung eines langfristigen Behandlungserfolges darauf hingearbeitet werden, das Vertrauensverhältnis zwischen Patienten und Angehörigen zu stärken.	KKP

Erläuterung Der Begriff der »Selbsthilfe« umfasst praktisch alle Hilfen, die Betroffene und Angehörige außerhalb des professionellen Hilfesystems erfahren. Die Möglichkeiten sind vielfältig, der Nutzen des Konzepts ist allgemein akzeptiert und wissenschaftlich belegt. Zu unterscheiden sind folgende Formen der Selbsthilfe:

- *Individuelles Selbstmanagement bzw. Selbstregulierung* In Schulungsprogrammen können Betroffene und Angehörige ihre Erfahrungen kritisch reflektieren. Darauf aufbauend werden unter anderem Methoden und Techniken eingeübt, die die Fähigkeit der Betroffenen steigern, die eigene Entwicklung weitgehend unabhängig von äußeren Einflussfaktoren zu gestalten. Sie sollen ferner den Umgang mit Alltagsproblemen infolge der Erkrankung verbessern, das Selbstvertrauen in die eigene Kompetenz stärken und die Sensibilität für Frühwarnzeichen erhöhen.
- *Selbsthilfegruppen* Es gibt vielfältige Selbsthilfegruppen, beispielsweise geschlossene und offene Gruppen, Gruppen ausschließlich für Betroffene, ausschließlich für Angehörige oder auch gemischte Gruppen. Die Arbeit in den Selbsthilfegruppen wird in der Regel durch die Gruppenmitglieder bestimmt. Vorrangige Themen sind der Austausch über die jeweils eigene Situation, über Probleme oder auch positive Ereignisse. Diskutiert werden beispielsweise Fragen zur Diagnostik, zu Symptomen und Frühwarnzeichen der Erkrankung, zu Behandlungs- und Rehabilitationsproblemen, zur Krankheitsentstehung und zum möglichen Verlauf. Breiten Raum nehmen üblicherweise emotionale Themen ein, wie das subjektive Erleben von Krankheitssymptomen, aber auch von Angst-, Scham- und Schuldgefühlen, dem Gefühl der Hoffnungslosigkeit und Enttäuschung infolge des »Auf und Ab« im Verlauf der Erkrankung sowie das Erleben von Wut und Ärger. Es wird meist auch der Umgang mit den helfenden Berufsgruppen in den Institutionen thematisiert und es werden insbesondere auch die Angehörigen belastende Fragen diskutiert. Das kann zum Beispiel die Frage sein, inwieweit ein Betroffener der Schonung bedarf und konkrete Aufgaben (noch) nicht übernehmen sollte, oder ob er sich möglicherweise

vor bestimmten Aufgaben drückt. Ein häufig wiederkehrendes Thema sind Probleme in Bezug auf Finanzen und Vermögen. Die Gruppenmitglieder erfahren durch den Besuch der Selbsthilfegruppe in der Regel emotionale Entlastung und konkrete Lebenshilfe sowie häufig auch eine Stärkung ihres Selbstbewusstseins und ihrer sozialen Integrität.

- *Selbsthilfeforen im Internet* Ähnlich wie in Selbsthilfegruppen kann in (anonymen) Foren ein virtueller Austausch erfolgen. Das ersetzt nicht die persönliche Begegnung, doch die Foren sind nicht selten insbesondere in ländlichen Gebieten, in denen der Weg zur nächsten Selbsthilfegruppe möglicherweise weit ist, die einzige Möglichkeit zum Erfahrungsaustausch. Zudem sind Foren rund um die Uhr erreichbar. Foren sind zum Beispiel zu finden über die Webseiten www.bipolar-forum.de, www.bipolar.at oder in Form entsprechender Gruppen in den sozialen Netzwerken.
- *Peerberatung* Das Peerkonzept leitet sich vom englischen Begriff »peer« = Ebenbürtiger ab. Es beruht darauf, dass Psychiatrieerfahrene, die hierfür eine qualifizierte Ausbildung durchlaufen, als sogenannte Peers in die Behandlung und Betreuung von Menschen in seelischen Krisen miteinbezogen werden. Peers gewinnen oft leichter einen vertrauensvollen Zugang zu den Betroffenen als professionell Helfende und das vor allem in Krisenphasen, in denen die Peers sich aufgrund ihrer eigenen Erfahrung besonders gut in die Lage des Betroffenen hineinversetzen können. Die Peerbegleitung erhöht nachweislich vor allem die Selbstwirksamkeit und Selbstachtung der Betroffenen sowie die Lebensqualität der Betroffenen und der Angehörigen. Sie ist eine wichtige Brücke zwischen Selbst- und Fremdhilfe. Zu den besonderen Leistungen von Peerexperten gehört es, auch mit schwer erreichbaren Betroffenen in Kontakt kommen zu können und während der Behandlung als Übersetzer, Fürsprecher, Hoffnungsträger, Vermittler sowie Unterstützer fungieren zu können (siehe auch: www.ex-in-deutschland.de).
- *Familienhilfe* Die Unberechenbarkeit und Spannweite Bipolarer Störungen stellt für die Angehörigen eine große Belastung dar. Langfristig können Angehörige dadurch selbst in ihrer gesundheitlichen Stabilität gefährdet werden. Viele Partnerschaften halten dieser Belastung nicht stand und Familien können daran zerbrechen. Insbesondere die Kinder der Familien sind vielfältigen Belastungen ausgesetzt und tragen ein hohes Risiko, selbst zu erkranken. Zugleich verbessert jedoch die Einbindung der Familie in die Behandlung bipolar Betroffener häufig den Krankheitsverlauf und die Wiedereingliederung ins »normale« Leben. Die Behandlungsgestaltung entscheidet mit darüber, ob sich die beidseitige Belastung zu einem Teufelskreis verdichtet oder ob

sich auf beiden Seiten Ressourcen mobilisieren lassen. Deshalb muss der familiäre Zusammenhang unbedingt bei der Behandlung bipolar Betroffener berücksichtigt werden.

Die Einbeziehung der Angehörigen kann auf unterschiedliche Weise geschehen, beispielsweise durch:

- Familiengespräche mit Betroffenen wie etwa Netzwerkgespräche im Sinne des sogenannten »**Open Dialogue**«
- individuelle Einzelgespräche mit Angehörigen
- **psychoedukative** Angehörigengruppen
- **Selbsthilfegruppen** Angehöriger
- Angehörigeninformationstage, Angehörigensprechstunden, Beratungstelefon
- »**Trialogforen**«, in denen sich Betroffene, Angehörige und helfende Berufsgruppen begegnen und ihre persönlichen Erfahrungen austauschen und in denen sie zu einem Perspektivwechsel angeregt werden können
- Angehörigenbriefe oder Entlassungsbriefe
- Angehörigenverbände
- Angehörigenpeerbegleitung

Die Einbeziehung der Angehörigen hat folgende Ziele:

- besseres Verständnis des Zusammenhangs von Lebenslauf und Krankheitsgeschichte
- Informationen zu Symptomen, Hintergründen und dem möglichen Störungsverlauf aus Angehörigensicht
- Beobachtungen zu Wirkung und potenziellen Nebenwirkungen von Behandlungsmaßnahmen
- emotionale Entlastung der Angehörigen und Wertschätzung ihrer Hilfe für die Betroffenen
- Deeskalation krankheitsbedingter Konflikte zwischen Betroffenen und Angehörigen
- Rückfallverhütung

Trialogisches Krankheitsverständnis

Auch bei gleicher Bezeichnung können Symptome und deren Erleben sehr unterschiedlich sein. Im **Trialog** gilt die Ansicht, dass die Übergänge zwischen gesund und krank fließend sind: Niemand ist nur krank oder nur gesund.

Wer als bipolar gilt, nutzt die Spannweite, die wir hinsichtlich Stimmung und Antrieb haben, weiter aus als andere. Der Übergang zur Hilfsbedürftigkeit ist spätestens dann gegeben, wenn das Zeitgefühl verloren geht und/oder wenn das Gefühl entsteht, dass schlechte Stimmung und Lähmung immer waren und sein werden oder die manischen Energien immer zur Verfügung stehen, denn dann wird die Verzweiflung oder der Leichtsinn oftmals grenzenlos. Betroffene benötigen dann Hilfe von außen, um sich wieder vollständig wahrzunehmen. Dabei helfen auch andere Betroffene, **Selbsthilfegruppen** und Gruppentherapien.

Weiterführende Informationen bietet die Broschüre »Es ist normal, verschieden zu sein«, die im Internet zum Download verfügbar ist (https://tinyurl.com/NormalVerschiedenZuSein).

Tipps und praktische Hinweise für Betroffene und Angehörige

Aktualisieren Sie Ihr Wissen zu Bipolaren Störungen. Dafür gibt es zahlreiche Bücher und Broschüren in diversen Sprachen, u. a. der Ratgeber für Betroffene und Angehörige der DGBS.

Nutzen Sie mit Ihren Angehörigen **psychoedukative** Angebote, um sich ein möglichst umfassendes Wissen anzueignen.

Versuchen Sie, zu Ihren Behandelnden ein Vertrauensverhältnis aufzubauen, und teilen Sie ihnen alle Informationen über sich mit, die für einen umfassenden Therapieplan wichtig sein können.

Definieren Sie mit den Behandelnden sowie mit Ihren Angehörigen, welche Personen in die akuten Phasen und welche in die langfristige Behandlung eingebunden werden sollen.

Definieren Sie frühzeitig Vertrauenspersonen, die im Rahmen einer Verfügung oder Vollmacht in den therapeutischen Prozess eingebunden werden können. Hierzu ist die Einwilligung der Betroffenen unbedingt erforderlich.

Bestehen Sie darauf, in die Entscheidung über Ihre Behandlung miteinbezogen zu werden, sofern Sie dies möchten. Lassen Sie sich Vor- und Nachteile verschiedener Behandlungsmöglichkeiten erklären und entscheiden Sie gemeinsam mit den Behandelnden sowie Ihren Angehörigen, welcher Weg »Ihr Weg« mit der Bipolaren Störung sein soll.

Fragen Sie nach einer **Behandlungsvereinbarung**. Schließen Sie diese in einem gemeinsamen Gespräch ab und passen Sie diese im Lauf der Zeit an Ihre Erfahrungen mit verschiedenen Behandlungswegen an. Bietet Ihre Klinik dies bisher nicht an, regen Sie aktiv an, dieses Instrument einzuführen (Beispiele dazu finden Sie auf der Webseite www.dgbs.de).

Kam es aufgrund einer akuten Krisensituation zu Maßnahmen, die gegen den Willen der Betroffenen durchgeführt werden mussten, besprechen Sie die Situation anschließend mit den dabei involvierten Personen, um eine emotionale Klärung für alle Beteiligten herbeizuführen.

Optimieren Sie Ihr soziales Netzwerk und Hilfesystem und damit zugleich Ihr **Selbstmanagement**.

Ein optimales **Selbstmanagement** beinhaltet das Führen von (digitalen) Stimmungstagebüchern, die Nutzung digitaler Applikationen (Apps) oder die papierbasierte Organisation von Medikamenteneinnahme, Terminen, Erkennung von Frühwarnzeichen sowie das Erstellen einer sogenannten »**Life Chart**« (Verzeichnis der Krankheitsphasen im Zeitablauf, ggf. im Zusammenhang mit Lebensereignissen) sowie die gemeinsame Erstellung eines Krisenplans.

Nutzen Sie das Selbsthilfesystem und die Informationen der **trialogischen** Fachgesellschaft (DGBS e. V.). Sie umfassen unter anderem eine Liste mit **Selbsthilfegruppen** für Menschen mit Bipolaren Störungen und/oder deren Angehörige in ganz Deutschland.

Informieren Sie sich über die Möglichkeiten, eine **Peerberatung** in Anspruch zu nehmen. Erkundigen Sie sich diesbezüglich beispielsweise beim örtlichen Sozialpsychiatrischen Dienst oder anderen psychosozialen **Beratungsstellen**.

Selbsthilfegruppen sind für viele Betroffene und auch Angehörige hilfreich. Eine Liste der Gruppen in Ihrer Nähe finden Sie auf der Webseite der DGBS unter www.dgbs.de.

Besuchen Sie **Trialogforen** vor Ort, um verschiedene Blickwinkel auf die Erkrankung einzunehmen und damit die Betroffene-Angehörige-Behandelnde-Beziehung zu verbessern. Eine Liste der Trialogforen, mancherorts auch »**Psychoseseminare**« genannt, finden Sie unter: www.trialog-psychoseseminar.de.

Sollte das Verhältnis zu Ihren Angehörigen sehr angespannt sein, versuchen Sie, Wege zu finden, wieder ins Gespräch zu kommen, Konflikte zu lösen und gemeinsam den Weg weiterzugehen.

Gestehen Sie Ihren Angehörigen zu, Grenzen zu setzen und sich so vor Überforderung zu schützen. Versuchen Sie hierbei gemeinsam, einen Mittelweg zu finden, der beide Seiten nicht überfordert.

Versuchen Sie als Betroffene und als Angehörige, Eigenschaften und Handlungen nicht nur unter dem Aspekt der Krankheit zu sehen.

Bleiben Sie als Angehörige als Person auch mit Ihren Grenzen, Ängsten und Bedürfnissen für sich selbst spürbar; Therapeutinnen sind austauschbar, aber als Partner oder Partnerin, Vater oder Mutter, Bruder oder Schwester, Freund oder Freundin sind Sie unersetzlich.

Zögern Sie als Angehörige nicht, auch für sich selbst Hilfe zu suchen und zu fordern, wenn Sie an Ihre Grenzen stoßen.

Diagnostik und Früherkennung

Thematische Einführung

Eine korrekte Diagnose ist die Grundvoraussetzung für die passende Behandlung von Menschen mit Bipolaren Störungen und damit zugleich für die Aufrechterhaltung des bestmöglichen Funktionsvermögens im beruflichen und sozialen Leben. Je eher die Diagnose feststeht, desto früher kann die Information und Beratung der Betroffenen und, wenn gewünscht, ihrer Bezugspersonen erfolgen und eine Behandlung beginnen.

Die Diagnostik Bipolarer Störungen ist jedoch nicht immer einfach. Ein Grund hierfür ist, dass in den meisten Fällen die Erkrankung mit depressiven **Episoden** beginnt und hypomanische Phasen durch die fehlende Beeinträchtigung der Betroffenen oft nicht erkannt werden. Das kann erklären, warum, trotz vieler Fortschritte auch im Bereich der Früherkennung, Bipolare Störungen im Schnitt erst fünf bis zehn Jahre nach Auftreten erster Krankheitssymptome diagnostiziert werden. Es bedeutet zugleich, dass bis dahin entweder keine oder keine passende Behandlung erfolgt.

Im Verlauf der Behandlung muss die Diagnose immer wieder überprüft werden. Dabei muss auch sichergestellt werden, dass möglicherweise begleitend auftretende Erkrankungen, die den Verlauf Bipolarer Störungen beeinflussen können, nicht übersehen werden.

Betroffene und deren Angehörige spielen für die Diagnostik selbst eine sehr wichtige Rolle, da die Behandelnden nur anhand der geschilderten Symptome und früheren auffälligen psychischen Veränderungen eine Verdachtsdiagnose stellen können.

Je besser Betroffene ihre Erkrankung, die möglichen Symptome und Frühwarnzeichen kennen und verstehen, umso eher werden sie wissen, wann sie Hilfe in Anspruch nehmen sollten oder wann die zuvor im **Trialog** besprochenen Möglichkeiten genutzt werden können. Die Angehörigen bzw. Bezugspersonen können im weiteren Verlauf bei der Einschätzung von Frühwarnzeichen und der Beurteilung der Krankheitsschwere und somit der

Notwendigkeit einer Therapie helfen, sofern das Verhältnis von Respekt und Vertrauen gekennzeichnet ist.

Klassifikation und Diagnostik Bipolarer Störungen

Klassifikation der Krankheitsphasen Bipolarer Störungen

Bipolare Störungen sind durch das Auftreten wiederholter (sog. »**rezidivierender**«) Krankheitsphasen gekennzeichnet. Für die Diagnose müssen im Krankheitsverlauf mindestens zwei eindeutig voneinander abgrenzbare Krankheitsphasen identifizierbar sein. Somit ist die Diagnosestellung oft nur unter Betrachtung des Verlaufs möglich. Die Klassifizierung Bipolarer Störungen erfolgt in Deutschland nach dem internationalen Klassifizierungssystem ICD-10.

Zu beachten ist, dass einzelne Symptome für sich genommen nicht krankhaft sein müssen und dass einzelne Symptome auch bei anderen Störungen auftreten können. Somit können Menschen mit durchaus unterschiedlichen Symptomkombinationen die gleiche Diagnose erhalten.

Bezüglich der Diagnose ist zwischen manischen, hypomanischen, depressiven sowie gemischten Krankheitsphasen, sog. »**Episoden**«, zu unterscheiden.

Manische Episoden sind durch eine der Situation unangemessene und dadurch auffällig gehobene, expansive oder gereizte Stimmung gekennzeichnet. Das Erregungsniveau ist deutlich erhöht und kann schnell in aggressive Erregung kippen. Antriebssteigerung, Rededrang, Ideenflucht, reduzierte soziale Hemmungen, vermindertes Schlafbedürfnis, überhöhte Selbsteinschätzung, Ablenkbarkeit, riskantes Verhalten und gesteigerte **Libido** sind weitere mögliche Symptome, von denen mindestens drei – bei gereizter Stimmung mindestens vier – innerhalb einer Woche auftreten müssen. Oft kommt es bei schweren gereizten **Manien** zu erheblichen Problemen im Umfeld der Betroffenen (z. B. Schulden, familiäre Probleme, Scheidung, Arbeitsplatzverlust bis hin zu Konflikten mit der Justiz).

Hypomanische Episoden sind gekennzeichnet durch das Vorliegen bestimmter Symptome in einem Zeitraum von vier Tagen. Die Hauptsymptome sind Konzentrationsschwierigkeiten und Ideenflucht oder Gedankenrasen. Die besonders auffälligen Symptome der **Manie** wie der Verlust sozialer Hemmungen, überhöhte Selbsteinschätzung oder Größenwahn, andauernder Wechsel von Aktivitäten und rücksichtsloses und tollkühnes Verhalten, ohne dessen Risiken zu erkennen, gehen bereits über eine Hypomanie hinaus. In Hypomanien bleibt, im Vergleich zu manischen Phasen, der soziale Rahmen (Familie, Arbeit) weitgehend unbeeinträchtigt.

Depressive Episoden sind vielfältig und bezeichnen eine mindestens zweiwöchige Phase, während der mindestens vier Symptome gleichzeitig vorliegen müssen. Diese umfassen einerseits die Hauptsymptome wie depressive Stimmung, Interessenlosigkeit und Antriebsminderung (wovon mindestens zwei vorliegen müssen) und andererseits Zusatzsymptome wie Selbstwertverlust, unangemessene Schuldgefühle, wiederkehrende Gedanken an den Tod bzw. **Suizidalität**, kognitive Probleme (betreffend der Wahrnehmung, des Denkens oder der Erkennung), **psychomotorische** Veränderungen, Schlafstörungen und Appetitstörungen. Häufig gehen depressive Störungen mit weiteren körperlichen Symptomen (z. B. schwitzen) sowie mit weiteren emotionalen Symptomen (z. B. Ängstlichkeit) einher, die jedoch für die Diagnose nicht relevant sind.

Bei der schweren depressiven sowie der manischen Episode muss bestimmt werden, ob sie **mit psychotischen Symptomen** einhergehen oder nicht. Am häufigsten sind Größen-, Liebes-, Beziehungs- oder Verfolgungswahn bei der Manie bzw. Schuld-, hypochondrischer, **nihilistischer**, Beziehungs- oder Verfolgungswahn bei der Depression.

Depressive Episoden mit **somatischem Syndrom** zeichnen sich durch mindestens vier der folgenden Symptome aus: deutlicher Verlust von Freude an normalerweise angenehmen Aktivitäten, Interessensverlust, mangelnde emotionale Sensibilität, frühes Erwachen (zwei oder mehr Stunden vor der gewohnten Zeit), Morgentief, beobachtbare psychomotorische Hemmung oder Erregung, deutlicher Appetitverlust, Gewichtsverlust (von mindestens 5 % des Körpergewichts über den Zeitraum der vergangenen vier Wochen), deutlicher **Libidoverlust**. Bipolare Depressionen gehen häufig mit somatischem Syndrom einher.

Gemischte Episoden sind durch eine Mischung oder einen sehr raschen Wechsel (innerhalb weniger Stunden) depressiver und (hypo-)manischer Symptome gekennzeichnet. Depressive und (hypo-)manische Symptome müssen dabei gleichermaßen während einer mindestens zweiwöchigen Periode auftreten.

Eine Aktivitäts- und Antriebsveränderung bei (hypo-)manischen und bipolar-depressiven Episoden ist häufig das zentrale Merkmal, worauf in der Folge eine Änderung der Stimmung eintritt.

Einteilung der Bipolaren Störungen

Generell gilt, dass eine Bipolare Störung diagnostiziert werden kann, wenn mindestens zwei **affektive Episoden** vorliegen (davon mindestens eine hypomanische, manische oder gemischte Episode), in denen Stimmung und Antrieb bzw. das Aktivitätsniveau deutlich gestört sind. In einem solchen Fall wird unabhängig von der Art und Anzahl vergangener Episoden eine Bipolare affektive Störung diagnostiziert. Man unterscheidet die **Bipolar-I-Störung** mit voll ausgeprägten manischen Phasen von der **Bipolar-II-Störung**, bei der neben depressiven Episoden hypomanische Phasen, d. h. keine schweren **Manien**, auftreten. Ein besonders episodenreicher Verlauf der Bipolaren Störung, das **Rapid Cycling**, ist zu diagnostizieren, wenn innerhalb von zwölf Monaten mindestens vier voneinander abgrenzbare Episoden aufgetreten sind.

Ein Krankheitsverlauf, in dem **ausschließlich manische Episoden** auftreten, wird ebenfalls unter der Kategorie der Sonstigen Bipolaren affektiven Störungen erfasst. Auf die Kategorie der **nicht näher bezeichneten Bipolaren affektiven Störung** soll nur im Ausnahmefall zurückgegriffen werden. Das kann beispielsweise der Fall sein, wenn die Art der Episode noch nicht angegeben werden kann oder die Symptome der aktuellen Episode die Kriterien für eine der affektiven Episoden nicht vollständig erfüllen. Für die Diagnose einer **Zyklothymie**, die zu den anhaltenden **affektiven Störungen** zählt, gilt ein Zeitkriterium von mindestens zwei Jahren mit Stimmungswechseln, die jedoch zu keiner Zeit so stark ausgeprägt sind, dass die Kriterien einer Manie oder einer mindestens mittelgradigen depressiven Episode erfüllt sind.

Um eine Bipolare Störung zu diagnostizieren, muss eine Abgrenzung zu psychotischen oder schizoaffektiven Störungen und zu organisch- oder substanzbedingten Störungen erfolgen.

Besondere Probleme ergeben sich hinsichtlich des Erkennens hypomanischer Phasen und **differenzialdiagnostischer** Aspekte.

Bei der rückwirkenden Erfassung von Krankheitsphasen sind auch die **Fremdanamnese** und Fremdbeurteilungsverfahren wichtig. Unverzichtbar ist eine Fremdanamnese bei mangelnder oder fehlender Krankheitseinsicht.

Empfehlung: Klassifikation – Diagnostik 1	Empfehlungsgrad
Es wird empfohlen, sich in der Diagnostik an die Kriterien und die Klassifikation des ICD-10 zu halten. Werden diagnostische Feststellungen getroffen, die mit Hauptkriterien des ICD-10 nicht abgedeckt sind, wie bspw. eine **Bipolar-II-Störung,** wird die Nutzung der Kategorie F31.8 (sonstige bipolare Störungen) empfohlen.	KKP

Empfehlung: Klassifikation – Diagnostik 2	Empfehlungsgrad
Es wird empfohlen, die multiaxialen Möglichkeiten des ICD-10 zu nutzen und auch störungsrelevante **somatische**, psychologische und soziale Faktoren sowie die Funktionsbeeinträchtigung zu beschreiben.	KKP

Dimensionale Diagnostik

Neben der bisher beschriebenen Diagnostik und Klassifikation werden bei Bipolaren Störungen weitergehende diagnostische Informationen für die Therapieplanung und die Verlaufs- und Erfolgskontrolle benötigt. Diese sogenannte dimensionale Diagnostik beinhaltet unter anderem die Bestimmung der Ausprägung und des Schweregrads der bipolaren Symptomatik, wofür diagnostische Instrumente wie zum Beispiel Selbst- und Fremdbeurteilungsskalen verwendet werden können.

Wichtige Fremdbeurteilungsskalen sind die Manieskala (**Young Mania Rating Scale**) und die Depressionsskalen HAMD oder MADRS. Die bekannteste Depressionsskala für die Selbsteinschätzung ist das Becks-Depressionsinventar II (BDI-II). Zu beachten ist, dass die Depressionsfragebögen nicht spezifisch für Depressionen bei Bipolaren Störungen sind.

Statement: Selbstbeurteilung – Diagnostik 3–6	Empfehlungsgrad
Es gibt **validierte** Instrumente zur Selbstbeurteilung der **Depression** und der **Manie**. Diese sind bislang jedoch wenig verbreitet. Ein vermehrter Einsatz ist wünschenswert.	**Statement**

Screening von Risikopersonen

Der Begriff **Screening** wird in verschiedenen medizinischen Settings unterschiedlich definiert. Im Folgenden wird unter dem Begriff die Untersuchung von Personengruppen verstanden, welche ein erhöhtes Risiko für das Vorliegen einer Bipolaren Störung tragen. Ziel des Screenings ist es, (unterschwellige) Symptome bzw. Veränderungen zu identifizieren. Das erfolgt durch eine detaillierte diagnostische Abklärung und gegebenenfalls den Einsatz spezifischer Fragebögen. Am ehesten wird ein Screening erfolgen, wenn bisher nur depressive **Episoden** oder unspezifische Symptome bekannt sind, aber Hinweise für frühere hypomane oder manische Symptome gesucht werden.

Für ein erhöhtes Risiko hinsichtlich des Vorliegens einer Bipolaren Störung sprechen folgende Faktoren:

- **Familienanamnese** für **affektive** und schizoaffektive Störungen
- Substanzmissbrauch (Drogen, Alkohol)
- mehrere depressive Episoden in der **Anamnese**
- (hypo-)manische Episoden während der Behandlung mit **Antidepressiva**
- Anzeichen einer gemischten Episode
- häufige Stimmungsschwankungen
- Suizidversuch in der Anamnese
- frühes Erkrankungsalter bei depressiver Erkrankung
- atypische depressive Symptomatik
- Temperamentsauffälligkeiten
- häufige Konsultationen des Hausarztes bzw. ein **somatisches** Beschwerdeprofil ohne unmittelbar erkennbare somatische Ursache

Statement: Screening – Diagnostik 7	Empfehlungsgrad
Es gibt **validierte** Screeninginstrumente zum **Screening** auf das Vorliegen einer Bipolaren Störung im Lebenszeitverlauf. Diese sind bislang jedoch wenig verbreitet. Ein vermehrter Einsatz bei Risikopersonen ist wünschenswert.	**Statement**

Empfehlung: Screening – Diagnostik 8	Empfehlungsgrad
HCL-32 und MDQ können zum **Screening** auf manische Symptome insbesondere auch in der Primärversorgung eingesetzt werden.	**0**

Empfehlung: Screening – Diagnostik 9	Empfehlungsgrad
Screeninginstrumente allein eignen sich nicht zur Diagnosestellung. Bei positivem Screening sollte zur Diagnosesicherung ein Facharzt für Psychiatrie und Psychotherapie/für Nervenheilkunde hinzugezogen werden.	**KKP**

Differenzialdiagnostik

Die Bipolare Störung ist eine komplexe psychische Störung. Aufgrund der Vielgestaltigkeit kommt der **Differenzialdiagnostik** besondere Bedeutung zu.

Differenzialdiagnostik bei Jugendlichen und Erwachsenen

Während der **Frühphasen Bipolarer Störungen**, die häufig im jugendlichen und jungen Erwachsenenalter auftreten, sind die Symptome variabel. Das macht die Diagnosestellung im Allgemeinen sehr schwierig. Die Unterschiede in der Symptomatik bei Heranwachsenden betreffen

- die Emotionalität in Form von Angst, Depressivität und Instabilität,
- die **Kognition** in Form von Aufmerksamkeits- und Fokussierungsproblemen,

- die Motorik in Form von Unruhe und Hyperaktivität sowie
- das Verhalten in Form von Impulsivität und einer frühen Neigung zu Suchtmittelkonsum mit einer Vermischung bipolarer und substanzbedingter Symptome und funktioneller Defizite.

Empfehlung: Differenzialdiagnosen – Diagnostik 10	**Empfehlungsgrad**
Bei jungen Erwachsenen mit Störungen der Emotionsregulation (z. B. bei Aufmerksamkeitsdefizit-Hyperaktivitäts-Störung, emotional-instabiler Persönlichkeitsstörung, komplexen **Impulskontrollstörungen**und Substanzmissbrauch oder -abhängigkeit) wird eine sorgfältige **Differenzialdiagnostik** in Richtung einer Bipolaren Störung empfohlen.	**0**

Im Erwachsenenalter unterscheiden sich die **differenzialdiagnostischen** Problemstellungen bei **Bipolar-I-** und **Bipolar-II**-Verläufen. Bipolar-I- und Bipolar-II-Störungen sind durch das häufige Vorkommen depressiver Episoden gekennzeichnet, welche zunächst auf einen unipolar depressiven Krankheitsverlauf hindeuten. Die Differenzialdiagnostik ist wichtig, jedoch gibt es derzeit keine gut untersuchten klinischen Merkmale, die helfen, eine unipolare von einer bipolaren **Depression** zu unterscheiden. Die im Folgenden aufgeführten Risikofaktoren bzw. **Prädiktoren** könnten jedoch einen Anhalt zur Unterscheidung bieten.

Statement: Risikofaktoren – Diagnostik 11	**Empfehlungsgrad**
Folgende Risikofaktoren bzw. **Prädiktoren** für die Entwicklung einer Hypomanie oder Manie sind publiziert worden: • positive **Familienanamnese** für Bipolare Störungen • schwere melancholische oder psychotische Depression im Kindes- oder Jugendalter • schneller Beginn und/oder rasche Rückbildung der **Depression** • Vorliegen saisonaler oder atypischer Krankheitsmerkmale • leichte hypomanische Symptome im Rahmen depressiver Episoden • hypomanische oder manische Symptomentwicklung im zeitlichen Zusammenhang mit einer Therapie mit **Antidepressiva** oder bei Exposition gegenüber **Psychostimulanzien**	**Statement**

Empfehlung: Risikofaktoren – Diagnostik 12	Empfehlungsgrad
Beim Auftreten eines oder mehrerer der oben genannten Risikofaktoren bzw. **Prädiktoren** ist besonders sorgfältig zu prüfen, ob die Depression im Rahmen einer Bipolaren Störung auftritt.	0

Abgrenzung zur Zyklothymie

Die **Zyklothymie** ist durch anhaltende, meist schwankende/wechselnde, Stimmungsstörungen mit Hypomanien und depressiven Verstimmungen charakterisiert, welche nie die Kriterien einer manischen oder einer mittelgradigen oder schweren depressiven Episode erfüllen. Sie tritt häufig bei Verwandten von Betroffenen mit Bipolaren Störungen auf. Einige davon entwickeln später selbst eine Bipolare Störung.

Empfehlung: Differenzialdiagnose Zyklothymie – Diagnostik 13	Empfehlungsgrad
Die **Zyklothymie** (ICD-10 F34.0) ist durch Hypomanien und zeitlich getrennt davon auftretende depressive Symptome charakterisiert, die jedoch nicht die vollständigen Kriterien für eine mittelgradige oder schwere depressive Episode nach ICD-10 erfüllen. Bei dieser klinischen Konstellation darf die Diagnose **Bipolar-II-Störung** (ICD-10 Sonstige bipolare affektive Störungen – F31.8) nicht gestellt werden.	KKP

Abgrenzung zu Schizophrenie und schizoaffektiven Störungen

Manische und gemischte Episoden können insbesondere auf dem Höhepunkt der Symptomausprägung mit diversen **psychotischen Merkmalen** einhergehen. Auf der anderen Seite können ausgeprägte **affektive** Symptome Kernsymptome der Schizophrenie überdecken.

Aus dieser klinischen Problemlage ergibt sich die notwendige Abgrenzung der Manie gegenüber schizophrenen und anderen psychotischen Störungen: 50–90 % der manischen Episoden gehen mit psychotischen Merkmalen einher, 10–20 % mit klassischen Symptomen der Schizophrenie. Beide Störungen können durch schwere psychotische Symptome wie Denkstörungen,

Wahnerleben und Halluzinationen charakterisiert sein. Typischerweise sind Wahnerleben, Halluzinationen und Denkstörungen bei der Manie weniger stark ausgeprägt als bei der Schizophrenie.

Statement: Differenzialdiagnose Schizophrenie – Diagnostik 14	Empfehlungsgrad
Die Abgrenzung der Manie von der Schizophrenie ist schwierig, besonders wenn die Entwicklung der initialen Hypomanie bzw. leichten Manie übersehen wurde und der Betroffene nur auf dem Höhepunkt der Erkrankung untersucht wird, wenn ausgedehnte Wahnideen, unverständliche Sprache und gewalttätige Erregung die grundlegende Störung des Affekts verdecken.	**Statement**

Empfehlung: Differenzialdiagnose Schizophrenie – Diagnostik 15	Empfehlungsgrad
Als Grundlage der **Differenzialdiagnostik** der Manie gegenüber der Schizophrenie sind eine sorgfältige **Anamneseerhebung** (Beachtung des bisherigen Krankheitsverlaufes) und eine ebenso sorgfältige Aktualanamnese mit Beachtung der Akuität der Symptomentwicklung und der Symptomatik im Frühstadium der aktuellen Episode zu empfehlen.	**0**

Die **schizoaffektive Störung** ist noch schwerer von der Bipolaren Störung abzugrenzen. Diese Diagnose wird gestellt, wenn akute Episoden während eines Krankheitsverlaufes mehrheitlich von psychotischem Erleben bestimmt werden und **affektive** Symptome zusätzlich, aber zeitlich deutlich kürzer, auftreten. Dabei gibt es einen Bipolaren Subtyp der schizoaffektiven Störung, wenn neben psychotischen Phasen depressive und manische Symptome oder Episoden sehr ausgeprägt auftreten.

Empfehlung: **Differenzialdiagnose schizoaffektive Störung – Diagnostik 16**	**Empfehlungsgrad**
Die **Differenzialdiagnose** schizoaffektive Störung kann besonders schwierig bis unmöglich sein. Das Problem besteht in der geringen Zuverlässigkeit (d. h. Validität und Reliabilität) der Diagnosestellung sowohl gegenüber der Bipolaren Störung als auch der Schizophrenie. Die Diagnose schizoaffektive Störung sollte nur als Ausschlussdiagnose nach längerer Verlaufsbeobachtung gestellt werden.	**KKP**

Differenzialdiagnostik bei Substanzmissbrauch

Missbrauch und Abhängigkeit von Substanzen kann zu manischen oder manieähnlichen Symptomen führen. Im Unterschied zur manischen Symptomatik bilden sich die substanzinduzierten manischen oder manieähnlichen Symptome jedoch innerhalb kürzerer Zeit nach Substanzentzug zurück. Insbesondere bei jugendlichen Betroffenen und beim erstmaligen Auftreten Bipolarer Episoden verdient dieser **differenzialdiagnostische** Aspekt besondere Beachtung, da Substanzmissbrauch eine häufige **Komorbidität** bei Bipolaren Störungen ist.

Empfehlung: **Differenzialdiagnose Substanzmissbrauch – Diagnostik 17**	**Empfehlungsgrad**
Abhängigkeit und Missbrauch von Substanzen (z. B. von Kokain, Ecstasy oder Amphetaminen) sind in der **Differenzialdiagnostik** der Hypomanie und Manie zu beachten, deshalb sollten bei entsprechendem Verdacht eine ausführliche Eigen- und **Fremdanamnese** sowie gegebenenfalls ein **Drogenscreening** durchgeführt werden.	**KKP**

Ausschluss organischer Ursachen und medikamenteninduzierter Manien

Außerdem müssen **organische Ursachen** für eine Erkrankung des Gehirns ausgeschlossen werden, die mit deutlichen Stimmungsänderungen einhergehen können. Dazu zählen beispielsweise Epilepsie, Hirnhautentzündungen oder andere Erkrankungen des Gehirns oder Demenzen. Auch Schilddrüsen- und Nebennierenrindenerkrankungen sowie Tumore der **Hypophyse** können Auswirkungen ähnlich einer (Hypo-)Manie haben. Es ist anzumerken, dass die Erstdiagnostik immer bei einem Arzt gemacht werden muss, der **somatische** Krankheiten entsprechend erkennen kann. Dazu zählen Fachärztinnen für Psychiatrie und Psychotherapie sowie Neurologie. Eine organische Untersuchung zum Ausschluss körperlicher Faktoren ist vor jeder Therapie immer dringend anzuraten (körperliche Untersuchung, Blutuntersuchungen und eine Bildgebung des Gehirns).

Empfehlung: organische Ursachen – Diagnostik 18	Empfehlungsgrad
Bei Auftreten eines klinischen Verdachts sollte zum Ausschluss oder zur Verifizierung einer organisch bedingten Manie/Hypomanie neben dem Ganzkörperstatus und der neurologischen Untersuchung eine weiterführende Diagnostik erfolgen, z. B. : • eine bildgebende Diagnostik (MRT oder CCT) und/oder • ein EEG und/oder • eine neuropsychologische Diagnostik und/oder • die Bestimmung **neuroendokrinologischer** Parameter.	**KKP**

Hypomanien oder Manien können **auch durch Medikamente oder andere Mittel verursacht werden.** Unter der Therapie mit **Antidepressiva** kann es bei manchen Betroffenen zu einem **Switch** in die Hypomanie oder Manie kommen.

Statement: medikamentenverursachte Symptome – Diagnostik 19	Empfehlungsgrad
Bei einer ganzen Reihe von Substanzen, die therapeutisch verordnet werden, kann es zum Auftreten von Hypomanien oder Manien kommen. Dies betrifft z. B. Hormonsubstitutionstherapien oder -behandlungen, Dopaminagonisten, Stimulanzien, **Antidepressiva**.	**Statement**

Empfehlung: Medikationskontrolle – Diagnostik 20	Empfehlungsgrad
Es wird empfohlen, eine detaillierte **Medikamentenanamnese** und ggf. einen Absetzversuch durchzuführen.	**KKP**

Vor allem bei älteren Betroffenen können aufgrund des hohen Risikos für Begleiterkrankungen und der sich daraus ergebenden Einnahme unterschiedlicher Arzneimittel solche sog. »**sekundären Manien**« auftreten, welche für die Diagnose zunächst ausgeschlossen werden müssten.

Komorbidität mit anderen Erkrankungen

Psychische Komorbidität

Bei Bipolaren Störungen besteht eine besonders ausgeprägte **Komorbidität** mit unterschiedlichen anderen psychischen Störungen, die für den Verlauf und die Prognose und damit für die Therapieplanung von entscheidender Bedeutung sein können. Diese parallel bestehenden Erkrankungen benötigen oft zusätzliche und andere Therapien als die Bipolare Störung selbst.

Statement: psychische Komorbidität – Diagnostik 21	Empfehlungsgrad
Bei Bipolaren Störungen kommen eine oder mehrere psychische Störungen häufig **komorbid** vor. Die **epidemiologisch** häufigsten Störungen sind: • Angst- und Zwangsstörungen • Substanzmissbrauch und -abhängigkeit • **Impulskontrollstörungen** und Essstörungen sowie Aufmerksamkeitsdefizit-/Hyperaktivitätsstörung (ADHD) • Persönlichkeitsstörungen	**Statement**

Empfehlung: psychische Komorbidität – Diagnostik 22	Empfehlungsgrad
Komorbide psychische Störungen sollten bei Bipolaren Störungen zu Beginn und im Verlauf der Erkrankung sorgfältig diagnostiziert und in Therapie und Verlaufsbeobachtung berücksichtigt werden.	**B**

Somatische Komorbidität

Somatische Komorbidität bedeutet, dass neben einer Bipolaren Störung weitere (körperliche) Erkrankungen vorliegen. Menschen mit schweren psychischen Störungen, und somit auch jene mit Bipolaren Störungen, weisen eine erhöhte Morbidität (Krankheitslast) und Mortalität (Sterblichkeit) im Vergleich zu gesunden Personen auf. Dies ist (abgesehen von Suizid) vor allem auf **kardiovaskuläre** Erkrankungen (Veränderungen im Herz-Kreislauf-System) und **Diabetes mellitus Typ 2** zurückzuführen. Daten einer Studie zeigen eine um das Zweifache erhöhte Mortalität sowie eine Lebenszeitverkürzung um zirka neun Jahre bei Betroffenen mit Bipolaren Störungen gegenüber der Allgemeinbevölkerung.

Die Begleiterkrankungen können teilweise miteinander verknüpft sein. So kann beispielsweise das häufigere Auftreten starken Übergewichts für einen Teil des erhöhten Risikos für kardiovaskuläre Erkrankungen inklusive Schlaganfall und für einen Diabetes mellitus mit Komplikationen verantwortlich sein. Durch eine konsequente Behandlung der Bipolaren Störung selbst sowie dieser Begleiterkrankungen kann es hier zu einer Verbesserung kommen.

Statement: somatische Komorbidität – Diagnostik 23	Empfehlungsgrad
Bei Bipolaren Störungen kommen eine oder mehrere **somatische** Erkrankungen häufig **komorbid** vor. Die **epidemiologisch** bedeutsamsten Störungen sind: • **kardiovaskuläre** Erkrankungen • **metabolisches** Syndrom und **Diabetes mellitus** • **muskuloskelettale** Erkrankungen • Migräne	**Statement**

Die sorgfältige Erfassung begleitender körperlicher Erkrankungen ist notwendig, da die **Komorbidität** Therapieentscheidungen, den Verlauf der Erkrankung und Versorgungsbedürfnisse beeinflusst.

Empfehlung: somatische Komorbidität – Diagnostik 24	Empfehlungsgrad
Komorbide somatische Erkrankungen sollen zu Beginn und im Verlauf der Erkrankung bei Bipolaren Störungen sorgfältig diagnostiziert und in Therapie und Verlaufsbeobachtung berücksichtigt werden.	**A**

Verlaufsdiagnostik und Symptomkontrolle

Ziel der Verlaufsdiagnostik ist es, den individuellen Verlauf der Bipolaren Störung bei der jeweiligen betroffenen Person insbesondere bezüglich des Erreichens definierter Behandlungsziele zu dokumentieren.

Voraussetzung hierfür ist eine möglichst genaue Aufzeichnung und auch eine Fremdbeurteilung zur Erfassung depressiver sowie manischer Symptome. Die Häufigkeit, mit der die Fremdbeurteilungsinstrumente zum Einsatz kommen sollten, ist abhängig von der jeweiligen Behandlungsphase und der Schwere der Symptome. Generell gilt, dass die Dokumentation umso engmaschiger erfolgen sollte, je akuter und schwerer ausgeprägt die jeweilige Symptomatik ist. Als im Alltag praktikabel hat sich die routinemäßige Anwendung im Rahmen der jeweiligen Therapiesitzungen erwiesen. Dabei scheint dies im Allgemeinen nicht häufiger als einmal wöchentlich nötig zu sein.

Auch das kontinuierliche, am besten tägliche, Führen eines sogenannten »**Stimmungstagebuchs**« durch die Betroffenen ist von entscheidender Bedeutung für eine möglichst umfassende Verlaufsdiagnostik. Hierbei können neben der Stimmung auch die aktuelle Medikation, die Schlafqualität, das Aktivitätsniveau sowie Ereignisse bzw. Stressoren erfasst werden. Informationen zu einem Stimmungs- und Behandlungskalender sind auf der Internetseite der DGBS zu finden.

Bewährt hat sich das Ausfüllen des Stimmungstagebuchs jeweils zur gleichen Zeit, möglichst am selben Ort, vorzugsweise am Abend oder vor dem Schlafengehen. Betroffene sollten die Stimmungstagebücher zu den jeweiligen Behandlungsterminen mitbringen, Behandelnde sollten sich diese routinemäßig ansehen und beide sich hierüber gemeinsam austauschen. Neben der Papierversion sind mittlerweile mehrere elektronische Versionen von Stimmungstagebüchern verfügbar. Sie ermöglichen es den Betroffenen und Behandelnden, Informationen unabhängig von Therapiesitzungen auszutauschen.

Empfehlung: Symptom- und Verlaufskontrolle – Diagnostik 25	Empfehlungsgrad
Empfohlen wird die sorgfältige Dokumentation des psychischen Befindens des Patienten im Verlauf einer bipolaren Erkrankung mithilfe bewährter Fremdbeurteilungsinstrumente seitens des Behandlers als auch mithilfe eines vom Patienten möglichst täglich auszufüllenden Stimmungstagebuchs.	KKP

Zusätzlich sollte zur Verlaufsdiagnostik der Bipolaren Störungen ein Monitoring des Verlaufs weiterer, sowohl psychischer als auch körperlicher Symptome bzw. Erkrankungen erfolgen. Weiterhin sind die etwaigen Nebenwirkungen der aktuell laufenden Therapie aufzuzeichnen.

Kognitive Störungen (z. B. Konzentrationsstörungen) im Rahmen oder als Folge Bipolarer Störungen können für verschiedene Lebensbereiche der Betroffenen eine erhebliche Bedeutung haben. Dies betrifft vor allem berufliche, aber auch versorgungsrechtliche Aspekte.

Empfehlung: kognitive Defizite – Diagnostik 26	Empfehlungsgrad
Bei bipolaren Patienten kann, wenn möglich im **euthymen** Intervall, ein **Screening** auf kognitive Defizite vorgenommen werden.	**0**

Einschränkend muss festgestellt werden, dass es noch keinen Konsens hinsichtlich der am besten zu verwendenden neuropsychologischen Tests gibt. Überprüft werden sollten unter anderem sogenannte »Exekutivfunktionen«. Hierzu gehören Fähigkeiten, die für das Planen und Durchführen komplexer Handlungen nötig sind. Unter anderem umfassen sie die **psychomotorische** Geschwindigkeit, Lernen und Gedächtnis sowie Aufmerksamkeit und Konzentration.

Die Aufrechterhaltung des höchstmöglichen psychosozialen **Funktionsvermögens** ist das wichtigste Ziel der Diagnostik und Behandlung. Da Menschen mit Bipolaren Störungen vor allem in den frühen Stadien oft (noch) nicht stark in ihrem Funktionsvermögen beeinträchtigt sind, sondern sich die Beeinträchtigungen auf einzelne Funktionsbereiche beschränken, sind differenzierte und trotzdem effizient einsetzbare Instrumente zur Beurteilung heranzuziehen. Diese sollten im Verlauf der Erkrankung wiederholt eingesetzt werden, um Veränderungen im Funktionsvermögen erfassen und gegebenenfalls therapeutisch positiv beeinflussen zu können.

Empfehlung: psychosoziales Funktionsvermögen – Diagnostik 27	Empfehlungsgrad
Empfohlen wird die sorgfältige Dokumentation des psychosozialen **Funktionsvermögens** des Patienten im Verlauf einer bipolaren Erkrankung, z. B. mithilfe bewährter Fremdbeurteilungsinstrumente.	**KKP**

Eine Selbstbeobachtung (Selbstmonitoring) kann die Kenntnisse über die Erkrankung und die Fähigkeiten, mit sich selbst und im sozialen Umfeld gut zurechtzukommen, verbessern. Die Selbstdiagnostik kann helfen, Betroffene für ihre Frühwarnsymptome zu sensibilisieren. Ziel ist es, ein eigenes **Selbstmanagement** aufzubauen und zu stabilisieren.

Empfehlung: Stimmungstagebuch – Diagnostik 28	Empfehlungsgrad
Menschen mit Bipolaren Störungen wird empfohlen, **Life Charts**/Stimmungstagebücher zu führen und ihre Selbstwahrnehmung zu schulen, und diese Informationen für Gespräche untereinander und mit den Behandlern nutzen.	**KKP**

Somatische und laborchemische Diagnostik vor und während einer medikamentösen Therapie

Vor und während einer Therapie sind verschiedene medizinische Untersuchungen notwendig, um Risikofaktoren zu erkennen und den Verlauf der Bipolaren Störung selbst und der körperlichen Begleiterkrankungen zu verbessern. Diese Untersuchungen sollen dazu beitragen, den Einsatz von Medikamenten oder Therapien zu erfassen, einen Therapieplan zu erstellen und die Verträglichkeit der oft langjährig notwendigen Medikamente immer wieder zu prüfen.

Die **Diagnostik** vor Beginn einer medikamentösen Therapie dient der Erfassung von Risikofaktoren durch Wirkstoffe, weitere Erkrankungen oder Alter. In der sogenannten »**Baselinediagnostik**« (Diagnostik vor Behandlung) sollen entsprechend körperliche Auffälligkeiten, weitere körperliche und psychiatrische Erkrankungen sowie Ausschlusskriterien vor Beginn einer Therapie erfasst werden. Hierzu zählen eine **Anamnese**, ein internistischer und neurologischer Untersuchungsbefund sowie die Erfassung soziodemografischer und biologischer Daten, die einen Einfluss auf die geplante medikamentöse Therapie haben. Hierzu zählen insbesondere Alter, Geschlecht und Körpergewicht.

Die notwendige **Labordiagnostik** vor Beginn einer medikamentösen Therapie ist abhängig vom Wirkstoff.

Bei Frauen ist darüber hinaus eine weiterführende Diagnostik hinsichtlich möglicher gynäkologischer Auffälligkeiten erforderlich, so ist beispielsweise beim Vorliegen von Zysten am Eierstock u. U. Vorsicht mit dem Wirkstoff Valproinsäure geboten. Auch sollten eine bestehende oder geplante Schwangerschaft, die Verhütungsmaßnahmen und ggf. Unregelmäßigkeiten im Zyklus erfasst werden.

Bei der **allgemeinen Diagnostik** während einer medikamentösen Therapie sollte abhängig von der Wirkstoffklasse (**Antidepressivum**, **Neuroleptikum**, Lithium, **Benzodiazepin** oder **Antiepileptikum**) auch eine regelmäßige Messung des Medikamentenspiegels erfolgen.

Die allgemeine Diagnostik beinhaltet des Weiteren die Erfassung der allgemeinen Verträglichkeit und Sicherheit der medikamentösen Therapie. Dazu gehören, abhängig von der Substanz, die im Folgenden beschriebenen Bestimmungen:

- Gewichtsveränderungen sind ein häufiges Problem unter der medikamentösen Therapie Bipolarer Störungen.
- Unter der Therapie mit Lithium können Nierenfunktionsstörungen, endokrinologische Veränderungen sowie Störungen der kognitiven Leistungsfähigkeit auftreten.
- Das Blut betreffende Veränderungen und Veränderungen der Leberfunktion können unter der Behandlung mit **Antikonvulsiva** vorkommen.
- **Kardiovaskuläre** Veränderungen, insbesondere eine Verlängerung des **QTc-Intervalls**, sind unter der Therapie mit Neuroleptika und Antidepressiva beschrieben.
- Neurologische (die Nerven betreffende) Nebenwirkungen und **extrapyramidalmotorische Nebenwirkungen** (Störungen im Bewegungsablauf) können unter Antikonvulsiva-, Lithium- und Neuroleptikatherapie vorkommen.
- Eine Beeinflussung des Stoffwechsels ist unter der Therapie mit **Neuroleptika**, **Antiepileptika**, einigen **Antidepressiva** und Lithium zu beachten.

Empfehlung: Parameter – Diagnostik 29	Empfehlungsgrad
Die Erfassung und Bestimmung der folgenden Parameter **vor Beginn** einer Psychopharmakotherapie ist **obligat**: • Differenzialblutbild • Elektrolyte • Leberenzyme • Nüchternglukosespiegel • Serum-Kreatinin • Blutdruck und Puls • Körpergewicht und Körpergröße • Schwangerschaftstest bei Frauen im gebärfähigen Alter • als apparative Diagnostik ein Elektrokardiogramm (EKG)	**KKP**

Empfehlung: Parameter – Diagnostik 30	Empfehlungsgrad
Individuell ist die Erfassung und Bestimmung der folgenden Parameter vor **Beginn** einer Psychopharmakotherapie **zusätzlich indiziert**. Für Therapie mit: • Lithium: TSH, T3, T4, **SD-Sonografie** (bei geplanter Langzeittherapie), **Kreatinin-Clearance** • Valproat: **Bilirubin**, Lipase, **Gerinnungshemmer** (PPT und Quick oder PTT und INR) • zugelassene **Atypika**: Cholesterin gesamt, LDL-Cholesterine, **Triglyzeride**	**KKP**

Empfehlung: Allgemeines Monitoring – Diagnostik 31	Empfehlungsgrad
Das **allgemeine Monitoring während** einer Psychopharmakotherapie sollte abhängig von der Wirkstoffklasse und unter Berücksichtigung der **pharmakokinetischen** Eigenschaften auch eine regelmäßige Messung des Medikamentenspiegels (besonders bei Lithium, aber auch bei Valproat und Carbamazepin) beinhalten. Des Weiteren müssen die Verträglichkeit und Sicherheit der Pharmakotherapie erfasst werden.	**KKP**

Empfehlung: Monitoring – Diagnostik 32	Empfehlungsgrad
Bei der Behandlung mit atypischen Antipsychotika soll **im Behandlungsverlauf** ein Monitoring der Stoffwechsellage wegen möglicher **hyperglykämischer** und **hyperlipidämischer** Veränderungen erfolgen.	**KKP**

Empfehlung: extrapyramidalmotorische Symptome – Diagnostik 33	Empfehlungsgrad
Bei der Behandlung mit **Neuroleptika** soll im Behandlungsverlauf auf das mögliche Auftreten **extrapyramidalmotorischer Symptome** geachtet werden.	**KKP**

Bei Gabe von Lithium sind zu Beginn und im Verlauf der Kreatininwert, die **Kreatinin-Clearance,** die Elektrolyte und das Erfassen der Schilddrüsengröße sowie des TSH-Werts wichtig. Wegen der möglichen Gewichtszunahme sind Gewichtskontrollen angezeigt.

Früherkennung

Die ersten Symptome Bipolarer Störungen treten bei den meisten Betroffenen bereits im jugendlichen und jungen Erwachsenenalter auf. Bei ca. 25 % der Betroffenen zeigen sich erste Symptome oder Krankheitsphasen zwischen dem 15. und 19. Lebensjahr, bei bis zu 20 % können auch schon zwischen zehn und 14 Jahren Symptome beobachtet, aber zumeist nicht klar eingeordnet werden. Führen die Symptome im Kindes- und Jugendalter zu einer Beeinträchtigung des psychosozialen **Funktionsvermögens**, so trifft dies eine hochsensible Phase in der Entwicklung der Betroffenen, in der viele wichtige Meilensteine erreicht werden sollten (z. B. Beendigung der Schule, Aufnahme der Ausbildung oder des Studiums, erste Partnerschaften, Familiengründung). Da zwischen dem Beginn erster Symptome und dem Zeitpunkt der Diagnosestellung sowie der nachfolgenden passenden Behandlung im Durchschnitt mehrere Jahre vergehen können, kommt dem möglichst frühzeitigen Erkennen, der Aufklärung und einem bedarfsgerechten Eingreifen durch Therapien eine große Bedeutung zu.

Ziele der Früherkennung und bedarfsgerechten frühzeitigen Behandlung sind die:

- Reduktion der frühen Symptomatik,
- Verbesserung oder zumindest die Stabilisierung des funktionellen Status auf einem möglichst hohen Niveau,
- Verhinderung oder zumindest Verzögerung der Ausprägung der Erkrankung,
- Minimierung des Erkrankungsschweregrades,
- Verkürzung unbehandelter Krankheitsphasen sowie die
- positive Beeinflussung des Krankheitsverlaufs, falls eine Verhinderung der Vollmanifestation einer Bipolaren Störung nicht möglich ist.

Während die Früherkennung von Psychosen bereits seit Jahren international und national erforscht wird und auch in Deutschland einzelne Früherkennungszentren (meist an Universitätskliniken) etabliert wurden, steckt die Früherkennung Bipolarer Störungen noch in den Anfängen.

Selbstverständlich muss die klinische Arbeit unter noch spärlich **evidenzbasierten** Bedingungen um eine möglichst hohe individuelle Nutzen-Risiko-Balance bemüht sein. Sie muss verantwortungsvoll mit dem Risiko einer fehlerhaften Diagnosezuschreibung oder unnötiger Medikamentengabe mit möglichen Nebenwirkungen umgehen, ohne den Betroffenen eine frühe Behandlung vorzuenthalten, die spätere schwerwiegende Folgen verhindern oder reduzieren kann. Diagnostische und therapeutische Entscheidungen müssen **partizipativ** und idealerweise unter Einbeziehung von Angehörigen getroffen werden. Eine umfassende Beratung ist dafür Voraussetzung. Wichtig ist auch die kontinuierliche Beobachtung des weiteren Verlaufes.

Statement: Früherkennung – Diagnostik 34	**Empfehlungsgrad**
Das frühe Erkennen, die ausführliche Beratung und eine ggf. rechtzeitige adäquate Behandlung Bipolarer Störungen sind wichtig zur Verhinderung oder zumindest Minderung schwerwiegender Einschränkungen des **psychosozialen Funktionsvermögens**.	**Statement**

Statement: Früherkennung – Diagnostik 35	Empfehlungsgrad
Erste **Validierungsdaten** zu Diagnoseinstrumenten bzw. Kriterienkatalogen für die Erkennung von Personen mit erhöhtem Risiko für die Entwicklung Bipolarer Störungen sind publiziert worden, dennoch erfolgt die Diagnostik und Beratung potenzieller Risikopersonen noch experimentell. Weitere prospektive, langfristige klinische Verlaufsforschung ist notwendig.	**Statement**

Empfehlung: Risikofaktoren – Diagnostik 36	Empfehlungsgrad
Folgende Faktoren sollten bereits im klinischen Alltag erfragt bzw. eingeschätzt und im Verlauf beobachtet werden, da ihr Vorhandensein das Risiko der Entwicklung einer Bipolaren Störung möglicherweise erhöht: • eine positive **Familienanamnese** für Bipolare Störungen • Angststörungen in der Kindheit • Veränderungen im Schlaf bzw. Schlafprobleme • unterschwellige hypomanische Symptomatik • spezifische Persönlichkeits-, Temperaments- und Charakterzüge (hohe Extraversion, **Novelty Seeking**, Dysregulation des **Behavioral Approach Systems**) Der weitere Forschungsbedarf besteht vor allem, um Interaktionen zwischen den genannten und weiteren Faktoren sowie Zeitpunkte des Wirksamwerdens im Entwicklungsprozess Bipolarer Störungen zu klären.	**KKP**

Statement: Risikofaktoren – Diagnostik 37	Empfehlungsgrad
Bedeutsam erscheint in der Versorgung der jungen Menschen mit Risikofaktoren die Vermittlung der Bedeutung des Risikobegriffs, Förderung von **Stigmarcsistcnz**, dic Bcratung übcr die sich möglicherweise entwickelnde Erkrankung mit Behandlungsmöglichkeiten und die Aufklärung über symptom- und präventivorientierte Therapieoptionen. Die **Evidenzlage** zu frühen Therapieoptionen ist mit sehr wenigen kontrollierten Studien und kleinen Fallzahlen als sehr spärlich einzuschätzen. Es zeigten sich erste Hinweise auf eine mögliche Wirksamkeit familienbasierter psychotherapeutischer Therapieansätze, vor allem hinsichtlich einer Linderung aktueller Symptomatik. Es besteht dringender Bedarf an **randomisierten**, kontrollierten Studien zu diesen und weiteren frühen psychotherapeutischen Therapieansätzen. Auch medikamentöse Therapieoptionen sollten weiter untersucht werden. Die Nachbeobachtungszeit sollte sich bei den Studien unbedingt über mehrere Jahre erstrecken, da sich Auswirkungen auf das Konversionsrisiko in eine manifeste bipolare Erkrankung oft erst nach Jahren zeigen.	**Statement**

Tipps und praktische Hinweise für Betroffene und Angehörige

Bipolare Störungen sind gekennzeichnet durch verschiedene, meist wiederkehrende, Phasen, die hinsichtlich der Stimmung, des Antriebs und der Aktivität sehr unterschiedlich sein können. Die Erstellung eines Stimmungskalenders und/oder **Life Charts** erleichtert es Ihnen, diese nachzuvollziehen, mit den Behandelnden besprechen und dies in die Diagnosestellung miteinbeziehen zu können.

Bipolare Störungen sind in den meisten Fällen chronisch verlaufende Erkrankungen. Bei einer möglichst frühzeitigen Diagnose und/oder mit der individuell angepassten, optimalen Behandlung lässt sich oftmals ein weitgehend phasenfreies und damit unbeeinträchtigtes Leben führen.

Die Diagnose einer Bipolaren Störung sollte von Fachärzten gestellt werden.

Beim Gespräch mit Ihren Behandelnden sprechen Sie nicht nur über die Phasen, in denen Sie sich nicht gut gefühlt haben, sondern auch über die Phasen, in denen Sie sich besonders gut gefühlt haben. Dies liefert ggf. Hinweise darauf, ob es sich tatsächlich um eine Bipolare Störung handelt.

Insbesondere in der Diagnostik Bipolarer Störungen kann das **trialogische** Konzept wegweisend sein. Ein Blick aus der Perspektive der Betroffenen, Angehörigen und Behandelnden im Austausch auf Augenhöhe kann hilfreich dabei sein, Symptome besser zu erkennen, sie zu erfassen und damit gemeinsam möglichst gut umzugehen.

Bipolare Störungen haben sehr unterschiedliche Gesichter hinsichtlich der Dauer, Abfolge, Intensität und Anzahl der Krankheitsphasen. Sie sind individuell sehr verschieden. Manche Betroffene erleben sie als sehr regelmäßig, bei anderen verändert sie sich im Zeitablauf teilweise sehr stark. Es gibt demnach nicht »die typische« Bipolare Störung.

Ein Zustand starker Anspannung, weil sowohl Symptome einer **Manie** als auch einer **Depression** gleichzeitig vorliegen, kann ein Hinweis auf eine gemischte **Episode** sein. Diese wird teilweise noch häufig verkannt und lässt sich im Vergleich auch schwieriger behandeln. Es bedarf dann einer Behandlung durch sehr erfahrene Behandelnde.

Die Diagnostik Bipolarer Störungen bei Kindern, Jugendlichen und jungen Erwachsenen ist oft nicht einfach. Im Zweifel sollte hier sehr sorgfältig abgeklärt werden, ob es sich um eine Bipolare Störung handeln könnte, um negative Folgen aufgrund einer zu spät eingeleiteten Therapie zu vermeiden.

Angehörige können durch die Möglichkeit, ihre Perspektive und Beobachtungen in die Diagnostik einzubringen, eine wichtige Rolle bei der korrekten Diagnosestellung spielen.

Erfragen Sie in Ihrer Herkunftsfamilie das (vermutete) Vorliegen psychischer Störungen und körperlicher Erkrankungen, insbesondere solcher, die eine hohe erbliche Komponente haben, und teilen Sie dies bei der **Anamnese** und Diagnosestellung mit.

Teilen Sie im Gespräch mit, wenn bei Ihnen Faktoren für ein erhöhtes Risiko (siehe Kapiteltext) vorliegen.

Lassen Sie mögliche Ursachen für die vorliegenden Symptome abklären, damit eine korrekte Diagnose gestellt werden kann. Umfassende körperliche Untersuchungen sind nötig, um die richtige medikamentöse Therapie auswählen zu können.

Teilen Sie Ihren Behandelnden alle weiteren Diagnosen mit und legen Sie einen etwaig bereits bestehenden Medikamentenplan für andere Erkrankungen vor.

Bestehen Sie auf eine umfassende **Differenzialdiagnostik**, um eine korrekte Diagnose stellen zu können bzw. um **Komorbiditäten**, d. h. weitere Nebenerkrankungen, zu erkennen bzw. auszuschließen. Nur so kann eine individuell angepasste Therapie geplant und umgesetzt werden.

Oftmals liegen **Komorbiditäten** vor, d. h. weitere psychische Störungen und/oder körperliche Erkrankungen. Sprechen Sie bei allen Ihren Behandelnden über die verschiedenen vorliegenden Erkrankungen und Symptome, sodass insbesondere bei einer medikamentösen Behandlung Probleme, beispielsweise durch Wechselwirkungen von Medikamenten, möglichst vermieden werden können.

Nehmen Sie ggf. eine Bezugsperson mit, die Sie gut kennt und der Sie vertrauen. Diese kann Sie dabei unterstützen, die bestehenden Schwierigkeiten zu benennen oder zu beschreiben, und für die Diagnose nötige Informationen liefern.

Führen Sie ein Stimmungstagebuch bzw. ein **Life Chart**, welches Sie mit den Behandelnden besprechen, um die Diagnosestellung und später die laufende Behandlung zu unterstützen.

Behandlung und Therapie

Allgemeine Aspekte

Dieses Kapitel soll einen Überblick über den Behandlungsverlauf Bipolarer Störungen und das aktuelle Wissen zu medikamentösen, psychotherapeutischen und nichtmedikamentösen Behandlungsmöglichkeiten geben. Voranzustellen ist, dass jede Behandlung individuell ausgestaltet werden muss, wobei die nachfolgend genannten Ziele und Entscheidungsfaktoren als Leitschnur genutzt werden können.

Ziele der Behandlung

Bei der Behandlung Bipolarer Störungen können kurzfristige und langfristige Ziele unterschieden werden. Kurzfristige Ziele betreffen insbesondere eine Reduktion der zu diesem Zeitpunkt vorhandenen depressiven bzw. (hypo-) manischen Symptome (Akutbehandlung). Mittelfristig wird eine Stabilisierung und am besten eine vollständige Rückbildung der Symptome (Gesundung = **Remission**) angestrebt. Langfristige Ziele beinhalten unter anderem die Reduktion bzw. Vermeidung weiterer Krankheitsphasen (**Phasenprophylaxe**).

Übergeordnetes Ziel einer jeden Behandlung sollte die Aufrechterhaltung eines möglichst hohen **psychosozialen Funktionsniveaus** der Betroffenen sein. Darunter versteht man die eigenen vorhandenen Fähigkeiten der Alltagsbewältigung in den Bereichen Beruf (bzw. Ausbildung oder Schule), Haushalt, Familie, Hobbys und soziale Kontakte. Dauerhaft bestehende (chronische) Krankheitssymptome wie ständige Stimmungsschwankungen oder Konzentrations- und Leistungsstörungen reduzieren je nach Ausprägung diese Fähigkeiten. Ein hohes psychosoziales **Funktionsniveau** trägt in erheblichem Maße zur gesundheitsbezogenen Lebensqualität und zur Möglichkeit einer sozialen Teilhabe bei.

Mit dem zunehmenden Wissensstand hinsichtlich der Behandlung Bipolarer Störungen und dem damit verbundenen Erkennen der Komplexität der Erkrankung ist immer deutlicher geworden, wie wichtig es ist, die Akutbehandlung bereits unter Berücksichtigung einer gegebenenfalls notwendigen Phasenprophylaxe zu gestalten. Neben den aktuell bestehenden Symptomen müssen für langfristige Therapieentscheidungen viele Faktoren beachtet werden. Faktoren, die den Verlauf der Erkrankung wesentlich beeinflussen können, sind unter anderem:

- die Anzahl früherer Krankheitsepisoden (insbesondere solche mit schwergradiger und psychotischer Symptomatik)
- Suizidversuche in der Vorgeschichte
- **komorbide** psychische und schwere körperliche Erkrankungen
- **affektive** oder schizoaffektive Störungen in der Familie
- früheres oder aktuelles Ansprechen auf Behandlungsversuche
- Selbstkompetenz/Potenziale der Betroffenen (z. B. im Umgang mit der Krankheit und Problemen)
- die soziale Einbindung der Betroffene sowie Unterstützungssysteme

Zur Wahl der langfristigen Behandlung ist zudem von Bedeutung, ob es sich um eine Bipolare Störung mit manischen Episoden (**Bipolar-I-Störung**) oder mit vorwiegend hypomanischen Episoden (**Bipolar-II-Störung**) sowie Sonderformen davon in Form von **Rapid Cycling** und/oder Mischphasen (siehe Kapitel Diagnostik) handelt.

Empfehlung: Akutbehandlung – Therapie-Grundsätzliches 1	Empfehlungsgrad
Die Akutbehandlung einer Episode der bipolaren Erkrankung muss bereits unter Berücksichtigung einer ggf. notwendigen **Phasenprophylaxe** gestaltet werden. Neben der akuten Symptomatik müssen dafür der anamnestische Verlauf der Erkrankung sowie Risiko- bzw. prädiktive Faktoren für den weiteren Verlauf berücksichtigt werden.	**KKP**

Ziele zu Beginn einer Behandlung

Allgemeine Ziele bei Behandlungsbeginn sind unter anderem:

- der Aufbau einer therapeutischen Beziehung
- die Einbeziehung von Angehörigen und Bezugspersonen im Einvernehmen mit den Betroffenen (siehe Kapitel 2: Trialog, Wissensvermittlung und Selbsthilfe)
- die Aufklärung über Krankheits- und Behandlungskonzepte
- das Verhindern und die Behandlung von Selbst- und Fremdgefährdung
- eine Zielvereinbarung

- die gemeinschaftliche Entscheidungsfindung (siehe Kapitel 2: Trialog, Wissensvermittlung und Selbsthilfe) unter Berücksichtigung des gesamten Krankheitsverlaufs inklusive einer eventuell nötigen **Phasenprophylaxe**

Die Behandlungsmöglichkeiten sind im Folgenden aufgelistet und werden in den nachstehenden Unterkapiteln detailliert dargestellt:

- Stationäre, teilstationäre oder ambulante Behandlung: Beeinflussende Faktoren sind unter anderem die Frage, ob eine akute Eigen- oder Fremdgefährdung vorliegt, die Schwere der Symptomatik und das soziale Umfeld der Betroffenen.
- Akutbehandlung und Phasenprophylaxe: Beeinflussende Faktoren der Therapiewahl sind unter anderem die Anzahl der vorhergehenden Episoden, das mögliche Vorliegen einer positiven **Familienanamnese** (d.h. bekannte Fälle von Bipolaren Störungen in der Familie) und Suizidversuche in der Vergangenheit.

Beeinflusst wird die Therapiewahl unter anderem durch:

- vorhergehende Phasen
- den Phasenverlauf (Verhältnis depressiver zu (hypo-)manischen Phasen)
- die Häufigkeit der auftretenden Phasen
- die Frage, ob eine Akutbehandlung und/oder Phasenprophylaxe notwendig ist
- das soziale Unterstützungssystem
- den Grad der Einschränkung in der Teilhabe inklusive der Erwerbssituation

Ziele im Verlauf einer Behandlung

Therapieziele im weiteren Behandlungsverlauf sind unter anderem:

- die Festigung der therapeutischen Beziehung
- die verstärkte Einbeziehung der Angehörigen und anderer Bezugspersonen in die Aufklärung, Behandlung und Rückfallprävention im Einvernehmen mit den Betroffenen
- die regelmäßige Überprüfung und Berücksichtigung der Therapieziele, des Verlaufs der Erkrankung, der Behandlungsalternativen, einer möglichen **Komorbidität** sowie Risikofaktoren und der persönlichen Präferenzen

Zur Erreichung dieser Ziele sind eine kontinuierliche, an die Bedürfnisse angepasste Behandlung, eine gute Erreichbarkeit der Behandelnden mit der Möglichkeit einer kurzfristigen Terminvergabe sowie örtliche Nähe wichtig.

Empfehlung: partizipative Entscheidungsfindung – Therapie-Grundsätzliches 2	**Empfehlungsgrad**
Ziele der Behandlung sollen nach Möglichkeit gemeinsam von Patient, Behandler und, wenn vereinbart, den Angehörigen definiert werden. Entscheidungen sollen **partizipativ** gefunden werden. Die Zielerreichung muss im Verlauf beobachtet werden, ggf. müssen Ziele angepasst werden.	**KKP**

Behandlungsoptionen

Bei der Behandlung Bipolarer Störungen sind verschiedene Optionen möglich. Sie können als Einzelmaßnahme, also als **Monotherapie**, oder auch in Kombination miteinander eingesetzt werden. Als Behandlungsverfahren kommen infrage:

- Pharmakotherapie (medikamentöse Therapie)
- Psychotherapie
- nichtmedikamentöse **somatische** Therapieverfahren wie beispielsweise Lichttherapie
- unterstützende Therapieverfahren wie zum Beispiel Ergotherapie und künstlerische Therapien
- **Selbstmanagement** und **Selbsthilfegruppen**

Medikamentöse Therapie

Die Einteilung der bei Bipolaren Störungen eingesetzten Medikamente in verschiedene Gruppen oder Klassen ist nicht immer eindeutig oder leicht zu verstehen, da unterschiedliche Einteilungsprinzipien verwendet werden und sich manche Bezeichnungen eher auf die Behandlung anderer Erkrankungen beziehen. Dieses Handbuch verwendet die folgenden gebräuchlichen Begrifflichkeiten, versucht aber, bestimmte Bereiche bezüglich der Bedeutung bei der Behandlung der Bipolaren Störungen näher zu erläutern.

- **Antidepressiva** Hierzu zählt eine Gruppe von zirka dreißig Wirkstoffen, die zur Akutbehandlung von (unipolaren) **Depressionen** zugelassen sind und auch zur Behandlung von Depressionen, die im Rahmen Bipolarer Störungen auftreten, eingesetzt werden.
- **Stimmungsstabilisierer** (**Mood Stabilizer**) Stimmungsstabilisierer im Sinne dieser **Leitlinie** sind Lithium sowie die **Antikonvulsiva** (Mittel gegen Epilepsie) Carbamazepin, Valproinsäure und Lamotrigin. Sie werden eingesetzt, um neue Krankheitsphasen oder deren Schwere zu reduzieren bzw. den ständigen Wechsel von depressiv zu manisch und umgekehrt abzuschwächen.
- **Antipsychotika** Antipsychotika sind vor allem Medikamente, die zur Behandlung psychotischer Symptome entwickelt wurden. Eine Psychose ist aber ein sehr weiter Begriff und bezieht sich nicht nur auf das Vorkommen in der Schizophrenie. Antipsychotika wirken auch bei großer Erregung wie der **Manie** oder bei psychotischen Symptomen, die sowohl in der Manie als auch in der schweren Depression auftreten können. Es gibt ältere Antipsychotika, die zwar sehr wirksam sind, aber deutliche Nebenwirkungen haben. Das bekannteste Medikament ist Haloperidol. Es gehört zu den sogenannten typischen Antipsychotika, auch als Antipsychotika der ersten Generation bezeichnet. Heutzutage werden zur Behandlung der Manie insbesondere sogenannte Antipsychotika der zweiten Generation eingesetzt, die aufgrund einer geringeren Blockade des Dopamins im Gehirn eine bessere akute und langfristige Verträglichkeit aufweisen, und daher auch als **atypische Antipsychotika** bezeichnet werden. Sie werden neben der akuten Manie vor allem in Notfällen mit psychotischen Symptomen (auch bei schweren Depressionen), zur Stimmungsstabilisierung und zur **Phasenprophylaxe** eingesetzt. Antipsychotika der zweiten Generation im Sinne dieser Leitlinie sind die Wirkstoffe Amisulprid, Aripiprazol, Olanzapin, Sertindol, Quetiapin, Risperidon und Ziprasidon.

Die folgende Empfehlung erläutert, welche Inhalte vor Beginn einer medikamentösen Therapie mit Betroffenen und, bei Einverständnis, auch mit ihren Angehörigen zu besprechen sind.

Empfehlung: Aufklärung – Therapie-Grundsätzliches 3	Empfehlungsgrad
Eine intensive, wiederholte Aufklärung des Patienten und mit Einverständnis des Patienten auch seiner Angehörigen über angeratene Pharmakotherapiemöglichkeiten soll erfolgen, auch um die Zusammenarbeit von Patient und Arzt zu verbessern. Wichtige Inhalte dieser Aufklärungsgespräche sind: Erläuterung der Ziele und Inhalte einer Akuttherapie und ggf. einer **Phasenprophylaxe**, Erörterung von Bedenken gegenüber den Medikamenten, Erläuterung biologischer Wirkmechanismen, Hinweis auf **Wirklatenzen**, Information über Wechselwirkungen und Nebenwirkungen, Erläuterung der angestrebten Behandlungsdauer bereits zu Beginn der Therapie. Bei medikamentöser Phasenprophylaxe sollte auch eine Aufklärung zu Langzeitnebenwirkungen erfolgen.	KKP

Aufgrund einer möglichen Gewichtszunahme durch die langfristige Behandlung mit bestimmten Medikamenten, dem Risiko der Entwicklung eines Bluthochdrucks sowie eines **metabolischen Syndroms** und/oder eines **Diabetes mellitus** sollten regelmäßige Gewichtskontrollen erfolgen, um frühzeitig Veränderungen feststellen und die Therapie anpassen zu können (siehe auch Kapitel 3: Diagnostik und Früherkennung).

Empfehlung: Gewichtsveränderungen – Therapie-Grundsätzliches 4	Empfehlungsgrad
Regelmäßige Gewichtskontrollen sollten wegen einer möglichen Gewichtszunahme insbesondere bei Behandlung mit Mirtazapin, **trizyklischen Antidepressiva**, Lithium, Valproinsäure, Clozapin, Olanzapin, Quetiapin, Risperidon und Zotepin durchgeführt werden.	KKP

Psychotherapie

Besonderheiten einer Psychotherapie bei Bipolaren Störungen

Unter einer Psychotherapie ist die Behandlung einer Person durch die Einwirkung überwiegend psychologischer Mittel (tiefenpsychologisch, verhaltenstherapeutisch, analytisch oder systemisch) zu verstehen. Zu kurzfristigen oder langfristigen Zielen zählen unter anderem die Minderung von Symptomen, Förderung der Autonomie und Bewusstseinsbildung, Erhöhung der Lebensqualität und die Rückfallprophylaxe. Als wichtigste Voraussetzung für den Erfolg einer Psychotherapie gilt ein tragfähiges Vertrauensverhältnis zwischen Betroffenen und Therapeuten.

Die verschiedenen psychotherapeutischen Verfahren unterscheiden sich vor allem hinsichtlich

- der Rahmenbedingungen und des Settings (Einzel-, Gruppen-, Familien-, Paartherapie, ambulant, stationär),
- der Wirkebene (Schwerpunkte, z. B. Verhalten und **Kognitionen**, emotionale Erfahrungen und **affektiver** Ausdruck, biografische Erfahrungen und Neustrukturierung der Persönlichkeit, familiäre und soziale Systeme) sowie
- der damit verbundenen Zielsetzungen.

Bei Bipolaren Störungen wird die Psychotherapie im Rahmen der Akutbehandlung, zur Erhaltung und Stabilisierung und vor allem zur Verhinderung neuer Krankheitsepisoden eingesetzt. Als Teil eines Gesamtbehandlungsplans kommen zusätzlich Ergotherapie, Sport bzw. Bewegung sowie eventuell künstlerische Therapien oder Körperarbeit als Erfahrungserweiterungen, zur Aktivierung und zur Erweiterung verschiedener Kompetenzen zum Einsatz. Die Psychotherapie wird bei Bipolaren Störungen im Regelfall als Ergänzung und nicht als Alternative zur Medikation (Psychopharmakotherapie) angewandt. Trotz angemessener Medikation ist die Wirkung auf die aktuellen Symptome und die **Phasenprophylaxe** oft unzureichend bzw. unbefriedigend. Auch eine konsequente und angemessene medikamentöse Phasenprophylaxe kann weitere Rückfälle in den meisten Fällen nicht vollständig verhindern. Hierbei kommt den psychosozialen und psychotherapeutischen Hilfen eine besondere und eigenständige Bedeutung zu.

Nebenwirkungen der verschiedenen Medikamente können tatsächliche, aber auch subjektiv unerwünschte Auswirkungen haben, was die Motivation, diese einzunehmen, gefährdet. Das Thema Medikamente, deren Nutzen und Risiken, ihr »Für und Wider«, nimmt daher großen Raum in der begleitenden **Psychoedukation** und Psychotherapie ein.

Obwohl die Bedeutung biologischer Prozesse bei der Entstehung und dem Verlauf Bipolarer Störungen unzweifelhaft ist, beeinflussen die persönliche Biografie, die Sozialisation und Entwicklung, Lebensereignisse, familiäre und psychosoziale Faktoren, eigenes Verhalten und krankheitsbezogene

Einstellungen den Krankheitsverlauf und das Ansprechen auf eine Therapie. Personen mit Bipolaren Störungen sind durch ihre Krankheitserfahrungen und ihre emotionale Instabilität besonders leicht aus der Balance zu bringen, leicht zu verunsichern und in ihrem Selbstwert verletzt. Ihr Selbstkonzept ist oft instabil und sie orientieren sich bei der Selbsteinschätzung an anderen und fremden, eventuell überfordernden Maßstäben. Entsprechend sind sie für soziale Belastungen, mangelnde Struktur, Unregelmäßigkeiten und Unzuverlässigkeit anfällig.

Eine weitere Besonderheit in der Behandlung von Menschen mit Bipolaren Störungen ergibt sich aus der wechselhaften oder anfangs sogar fehlenden Motivation, psychotherapeutische Hilfe in Anspruch zu nehmen. Hypomanien werden selten als belastend oder bedrohlich, eher als positiv und erwünscht bewertet. Manien bzw. **Bipolar-I-Störungen** werden häufig erst dann als Problem wahrgenommen, wenn die Konsequenzen sehr dramatisch sind (z. B. hohe Schulden, Zwangseinweisung, Arbeitsplatzverlust, Diskussion um gerichtlich bestimmte Betreuung, Arbeitsunfähigkeit, Berentung o. Ä.).

Bipolare Störungen bedeuten nicht nur für die Betroffenen selbst eine besondere Belastung, sondern auch für alle unmittelbar Beteiligten, insbesondere die mit ihnen zusammenlebenden Angehörigen (eigene Familie, Partner oder Partnerin, Schwiegerfamilie, Kinder usw.). Hilfestellungen und Einbezug der Angehörigen in die Behandlung haben sich als günstig für den Behandlungserfolg, die Rückfallprophylaxe und damit den Krankheitsverlauf erwiesen (siehe auch Kapitel 2: Trialog, Wissensvermittlung und Selbsthilfe).

Zeitliche Rahmenbedingungen

Eine Psychotherapie kann zu verschiedenen Zeitpunkten mit unterschiedlichen Zielsetzungen beginnen. Häufig zielt sie darauf ab, den gebesserten bzw. **remittierten** (**euthymen**) Zustand zu erhalten, somit neue Krankheitsepisoden zu verhindern, und setzt daher nach Abklingen einer akuten depressiven bzw. (hypo-)manischen **Episode** ein. Doch viele Betroffene (insbesondere mit einer **Bipolar-II-Störung**) suchen vor allem im Rahmen einer akuten depressiven Phase nach psychotherapeutischer Hilfe. Die Psychotherapie zielt hierbei auf die Überwindung der Depression und die Besserung der depressiven Symptomatik ab. Eine Psychotherapie in (hypo-)manischen Phasen ist dabei meist erfolgreicher, wenn bereits vorher eine stabile Vertrauensbasis in der Psychotherapie geschaffen werden konnte. Im Rahmen einer oft teil- bzw. vollstationären Behandlung trägt die Psychotherapie vor allem bei (hypo-)manischen Episoden wesentlich zur Deeskalierung und Symptomreduktion bei.

Einerseits scheinen Menschen mit Bipolaren Störungen am meisten von einer Psychotherapie zu profitieren, wenn sie sich in einem zumindest **teilremittierten** Zustand befinden (d. h., einige Symptome sind bereits vollständig abgeklungen). Andererseits zeigen die Erfahrungen auch, dass es möglich ist, während einer bereits laufenden (ambulanten) Psychotherapie auftretende depressive und (hypo-)manische Symptome erfolgreich zu lindern bzw. zu behandeln und möglicherweise notwendige stationäre Aufenthalte zu verkürzen.

Angehörige fragen oft auch in manischen Phasen nach Hilfe. In einer solchen Situation kann die Psychotherapie zunächst für Entlastung sorgen, um dann den Weg zur akuten psychiatrischen Behandlung und zu späteren (ambulanten) psychotherapeutischen sowie psychosozialen Therapien zu bahnen.

Um Rückfälle erfolgreich zu vermeiden, sollten Betroffene im eigenen Interesse lernen, ihr eigenes Verhalten, Denken und Fühlen besser zu beobachten und bei Veränderungen in Richtung (hypo-)manischer oder depressiver Zustände angemessen und flexibel zu reagieren. Dies benötigt einige Zeit. Nach anfänglichen wöchentlichen Kontakten (in Krisen sogar mehrmals wöchentlich) ist es empfehlenswert, die Psychotherapiekontakte über mehrere Monate, über ein Jahr oder sogar auf mehrere Jahre zu verteilen.

Setting

Psychotherapie mit Betroffenen im ambulanten Rahmen erfolgt meist als Einzeltherapie. Aber auch Gruppentherapien werden angeboten. In Gruppen besteht die Chance des wechselseitigen Lernens, der Verbesserung der Selbstwahrnehmung durch Rückmeldungen, der sozialen Unterstützung, des Kontaktaufbaus und der Überleitung in **Selbsthilfegruppen**. Vorteile des Gruppensettings sind außerdem, dass Betroffene untereinander Hilfen, Hilfsangebote und krankheitsbezogene Informationen besser annehmen, sich bezüglich der Erlebnisse während depressiver und manischer Episoden austauschen können, und dass sie erfahren, dass sie mit der Erkrankung nicht allein dastehen.

Auf der anderen Seite gibt es Betroffene, die eine Gruppentherapie und den dort stattfindenden Austausch als belastend empfinden und eine individuelle Klärung ganz persönlicher Erfahrungen bevorzugen. Im ambulanten Rahmen ist zudem die Verwirklichung einer Gruppentherapie oft mit zahlreichen, vor allem organisatorischen, Schwierigkeiten verbunden. Zum Beispiel kann es sich organisatorisch äußerst schwierig gestalten, in ländlichen Gegenden Gruppentherapien anzubieten, die ein bestimmtes Krankheitsbild im Fokus haben.

In der Familien- oder Paartherapie werden Angehörige direkt und über den gesamten Therapieverlauf oder für eine umrissene Anzahl von Sitzungen miteinbezogen. Auch die separate Durchführung eigener Angehörigengruppen erweist sich in vielen Fällen als entlastend. Die Entscheidung für ein bestimmtes Einzel-, Gruppen- oder Familiensetting sollte vor allem die Prioritäten der Teilnehmenden berücksichtigen, da die jeweiligen Vor- und Nachteile individuell sehr unterschiedlich beurteilt werden.

Psychotherapie in Deutschland

Als sogenannte »Richtlinienverfahren«, d. h. psychotherapeutische Verfahren, die von der Gesetzlichen Krankenversicherung (GKV) finanziert werden, stehen Betroffenen in Deutschland die Verhaltenstherapie, die tiefenpsychologisch fundierte und die analytische Psychotherapie zur Verfügung. Die Systemische Therapie bei Erwachsenen steht seit einiger Zeit als viertes von der GKV finanziertes Richtlinienverfahren zur Verfügung.

Unter den Begriffen »Verhaltenstherapie« oder »Kognitive Verhaltenstherapie« werden verschiedene sogenannte kognitive (auf eigene Denkmuster bezogene) und verhaltensbezogene Therapieansätze zusammengefasst. Gemeinsam ist ihnen der Grundgedanke, dass Veränderungen am konkreten Verhalten und der Art und Weise, wie Individuen sich, ihre Umwelt und ihre Zukunft wahrnehmen und interpretieren, im Umgang mit Bipolaren Störungen wichtig sind.

Psychodynamische Verfahren, wie beispielsweise die analytische oder tiefenpsychologisch fundierte Psychotherapie, finden ebenfalls bei Bipolaren Störungen Anwendung. Ziele sind die Bearbeitung **dysfunktionaler** (problematischer) Beziehungsmuster, unbewusster Konflikte und die Verbesserung bestehender eigener Defizite im Rahmen einer Halt gewährenden therapeutischen Beziehung.

Andere Verfahren, wie z. B. die Interpersonelle Psychotherapie oder die Gesprächspsychotherapie, werden von der GKV nicht erstattet. Eine Form der Interpersonellen Psychotherapie, die für Bipolare Störungen angepasst entwickelt und evaluiert wurde, wird im weiteren Text etwas genauer vorgestellt (s. u.). Elemente der Gesprächspsychotherapie werden in vielen Psychotherapien integriert, weil sie den Aufbau einer sicheren und vertrauensvollen therapeutischen Beziehung sehr begünstigen. Deswegen soll ihr Ansatz kurz charakterisiert werden.

Formen der Psychotherapie bei Bipolaren Störungen

Psychoedukation

Der Begriff **Psychoedukation** bedeutet die Information und Aufklärung der Betroffenen und Angehörigen über die Erkrankung, deren Ursachen, Verlauf und Behandlungsmöglichkeiten. Psychoedukative Elemente finden sich inzwischen in den meisten psychotherapeutischen Angeboten und Settings wieder.

Statement: Psychoedukation – Therapie-Grundsätzliches 5	Empfehlungsgrad
Obwohl entsprechende qualitativ hochwertige Studien fehlen, spricht die klinische Erfahrung und Rückmeldung von Betroffenen dafür, Psychoedukationsgruppen problem- oder störungsspezifisch durchzuführen. Eine Vermischung von Patienten mit unterschiedlichen Erkrankungen wird nicht empfohlen.	**Statement**

Unter »einfacher Psychoedukation« versteht man jegliche zeitlich umrissene und im Idealfall individualisierte Aufklärung und Information der Betroffenen und Angehörigen im Einzel- oder Gruppensetting (meistens mit weniger als zehn thematisch abgrenzbaren Sitzungen), die gegebenenfalls auch von nichtärztlichen oder nichtpsychologischen Fachkräften durchgeführt werden.

Statement: Psychoedukation – Therapie-Grundsätzliches 6	Empfehlungsgrad
Auch wenn es keine klaren Wirksamkeitsnachweise gibt, sollte die einfache Psychoedukation das Minimum sein, das in jeder ärztlichen, psychologischen oder psychosozialen Behandlung mit Patienten mit Bipolaren Störungen durchgeführt wird.	**Statement**

Typische Maßnahmen und Inhalte der ausführlichen und interaktiven Psychoedukation sind:

- Informationen zu Bipolaren Störungen, zu deren Symptomatik und Verlauf, den möglichen Ursachen und zur Bedeutung der zuverlässigen Einnahme von **Psychopharmaka**, insbesondere der **Phasenprophylaktika**,

- die Anleitung zur Selbstbeobachtung von Stimmung, Aktivitäten, Alltagsereignissen, Schlaf-Wach-Rhythmus, um daraus den Zusammenhang von Stimmungsschwankungen und eigenem Verhalten, der Zuverlässigkeit bei der Medikamenteneinnahme, sozialem Leben und Schlaf-Wach-Verhalten aufzuzeigen,
- die Förderung einer für das ausgeglichene, normale Befinden günstigen Alltagsstruktur,
- die Reduktion von Belastungen,
- das Erkennen von Frühsymptomen und Warnzeichen sowie die Sammlung persönlich hilfreicher und machbarer Maßnahmen, um bei Krisen und Frühsymptomen gegensteuernde Maßnahmen zu ergreifen und die Eskalation in eine depressive bzw. manische Phase zu verhindern. Dabei werden Selbstbeobachtungsprotokolle, Schaubilder und Materialien eingesetzt.

Kognitive Verhaltenstherapie

Ähnlich wie die anderen psychotherapeutischen Verfahren zur Behandlung von Bipolaren Störungen gliedert sich die Kognitive Verhaltenstherapie (KVT) in mehrere Phasen:

Durch die gemeinsame Erarbeitung und Vermittlung des Wissenstandes, bei dem der Bezug zur individuellen Biografie herausgearbeitet wird, sollen »**dysfunktionale**« (schädliche) und »irrationale« (nicht der Wirklichkeit entsprechende) Vorstellungen von der eigenen Erkrankung modifiziert und ein biopsychosoziales Krankheitsverständnis gefördert werden. Dies stellt die Basis für einen verantwortungsbewussten Umgang mit der Erkrankung und für die aktive Mitarbeit in der **pharmakologischen** wie psychotherapeutischen Behandlung dar.

Das selbstständige Erkennen von Frühsymptomen und Auslösern für erneute depressive und manische Phasen und die Fähigkeit, zwischen normalen Stimmungsschwankungen und Krankheitssymptomen unterscheiden zu können, sind entscheidend, um adäquat mit entsprechenden Warnsymptomen umgehen und Bewältigungsfertigkeiten aufbauen zu können. Ein therapiebegleitendes Tagebuch dient sowohl der Informationssammlung als auch der Selbstbeobachtung. Im therapeutischen Rahmen eignet sich ein solches Stimmungstagebuch dazu, sich gemeinsam mit der behandelnden Person einen Überblick über den aktuellen Zustand zu verschaffen und entsprechende Rückmeldungen zu erhalten.

Der Umgang mit individuellen Denkmustern und Verhaltensweisen, die im Rahmen depressiver und manischer **Episoden** auftreten, steht im Zentrum einer weiteren Behandlungsphase. Die Unterbrechung der Gedanken-Gefühle-Verhaltens-Teufelskreise wird als eine Möglichkeit erachtet, ein Aufschaukeln (hypo-)manischer oder depressiver Symptome zu verhindern. In dieser Phase geht es sowohl um die Bearbeitung problematischer Denkmuster als auch um eine balancierte Alltagsstruktur und Lebensrhythmus.

Neben der Erstellung eines Krisen- und Notfallplans geht es in der Schlussphase um die Bearbeitung individueller Probleme und interpersoneller Konflikte, um darüber das Belastungsniveau zu reduzieren. Hierbei können auch Fertigkeiten- und Kommunikationsübungen zum Einsatz kommen.

Familienfokussierte Therapie

Die Familienfokussierte Therapie (FFT) beinhaltet eine kognitiv-verhaltenstherapeutisch orientierte Familientherapie. Das Besondere an diesem Programm ist, dass es von Anfang an die Integration der Familie, des Partners oder anderer zentraler Bezugspersonen vorsieht und sich primär an junge Betroffene richtet.

Die FFT sieht 21 Sitzungen vor und umfasst neben einem **psychoedukativen** Teil ein Training der Kommunikations- und Problemlösefertigkeiten aller Beteiligten. Empfohlen wird, Sitzungen mit zwei Behandelnden in der häuslichen Umgebung der Betroffenen mit ihren Angehörigen abzuhalten, um so die Beteiligung der gesamten Familie zu erlauben und den Transfer in den Alltag zu erleichtern.

Im ersten Behandlungsmodul (Psychoedukation) ist es das Ziel, problematische Vorstellungen aller Familienmitglieder über die Störung abzubauen und dadurch eine Basis für das Kommunikations- und Problemlösetraining zu schaffen. Die Familie soll das Gefühl bekommen, dass sie eine gewisse Kontrolle über die Situation hat und durch das Erlernen bestimmter Strategien auf potenziell schwierige Situationen in der Zukunft vorbereitet ist. Außerdem wird ein Rückfallpräventionsplan anhand der identifizierten Frühwarnzeichen erarbeitet und geklärt, welche Rolle jedes einzelne Mitglied in der Familie einnehmen kann, wenn diese Frühwarnsignale auftreten. In den folgenden Sitzungen steht das Erlernen kommunikativer Fertigkeiten, wie z. B. das Ausdrücken positiver Gefühle, Feedback geben und aktives Zuhören im Zentrum. Die verbleibenden Sitzungen dienen primär dem Umgang mit auftretenden Problemen. Neben dem allgemeinen Problemlöseansatz werden die Angehörigen in den Prozess integriert und die Problemlösung wird von allen Beteiligten getragen.

Interpersonelle und Soziale Rhythmustherapie

Die Interpersonelle und Soziale Rhythmustherapie (IPSRT) ist eine strukturierte und mithilfe eines Manuals geleitete Einzeltherapie. Sie stellt eine Erweiterung und Modifikation der Interpersonellen Psychotherapie für unipolare Depressionen dar. Die IPSRT versucht, über drei Mechanismen eine **Phasenprophylaxe** und ein Symptommanagement zu erreichen:

- durch einen verantwortungsbewussten Umgang mit Medikamenten
- durch eine Stabilisierung der sozialen Rhythmen bzw. eine Erhöhung der Regelmäßigkeit der täglichen Lebensführung (z. B. Tagesstruktur, Schlaf-Wach-Rhythmus, soziale Stimulation)
- durch eine Reduktion interpersoneller (zwischenmenschlicher) Schwierigkeiten

Die IPSRT besteht aus vier Phasen: Die Initialphase, die auch direkt im Anschluss an eine akute **Episode** einsetzen kann, umfasst vier Sitzungen, die dazu dienen, die Krankheitsgeschichte unter besonderer Berücksichtigung von Veränderungen oder Unterbrechungen der alltäglichen Routine sowie interpersonellen Aspekten zu erfassen, die Betroffenen über die Erkrankung aufzuklären, die wichtigsten Problembereiche (Trauer über Verluste, zwischenmenschliche Konflikte, Rollenwechsel oder interpersonelle Defizite) zu identifizieren und ein Selbstbeobachtungsinstrument zur Erfassung des sozialen Rhythmus (»**Social Rhythm Metric**«) einzuführen. Ziel der »Social Rhythm Metric« ist, den alltäglichen Lebensrhythmus zu erfassen, um dann später darauf aufbauend entsprechende Interventionen abzuleiten.

In der zweiten Phase geht es um Symptommanagement und interpersonelle Problembereiche. Bei der Entwicklung des Symptommanagements liegt der Fokus auf einer Stabilisierung des Alltags (z. B. Schlafenszeiten, Arbeitszeiten usw.), Identifikation von Unterbrechungen des alltäglichen Rhythmus (z. B. Ausmaß sozialer Stimulation, Arbeitsanhäufung) sowie der Aufrechterhaltung von Balance. Bei der Bearbeitung des interpersonellen Problembereichs kommen unterschiedliche Interventionen (z. B. Rollenwechsel, Problemlösung, Kommunikation) zur Anwendung.

In der dritten Therapiephase stehen Stabilisierung und Stärkung der Selbstwirksamkeitsüberzeugungen sowie die selbstständige Anwendung des Erlernten außerhalb des Therapierahmens im Fokus.

Die Schlussphase befasst sich mit der Planung für die Zukunft, Krisen und Notfälle. Es werden monatliche oder vierteljährliche Auffrischungssitzungen vereinbart, die sich über mehrere Jahre erstrecken können. Wichtig ist dabei eine phasenübergreifende Kontinuität der Behandlung (siehe Statement).

Statement: Therapeutische Beziehung – Therapie-Grundsätzliches 7	Empfehlungsgrad
Eine phasenübergreifende tragfähige therapeutische Beziehung trägt wesentlich zum Behandlungserfolg in der Akut- und prophylaktischen Therapie bei.	**Statement**

Verfahrensübergreifende, sogenannte »unspezifische«, Faktoren, scheinen eine sehr wichtige Rolle für die Wirksamkeit von Psychotherapie zu spielen. Neben der therapeutischen Beziehung sind vor allem folgende Wirkfaktoren empirisch gut belegt:

- **Ressourcenaktivierung** Individuelle Merkmale und Eigenschaften, die Betroffene in die Therapie einbringen, werden als positive Ressourcen für das therapeutische Vorgehen genutzt. Psychotherapie nutzt also zur Problembewältigung vorhandene motivationale Bereitschaften und Fähigkeiten der Betroffenen.
- **Problemaktualisierung** Schwierigkeiten, die in der Therapie verändert werden sollen, werden Betroffenen durch psychotherapeutische Interventionen unmittelbar erfahrbar gemacht. Zum Beispiel werden reale Situationen aufgesucht oder hergestellt (Verhaltenstherapie), Personen in die Therapie einbezogen, die an den Problemen beteiligt sind (u. a. Familien-, Paartherapie), oder die therapeutische Beziehung und die in ihr auftretenden Konflikte und Gefühle genutzt (psychodynamische/psychoanalytische Therapie und Gesprächspsychotherapie).
- **Problembewältigung** Menschen mit Bipolaren Störungen werden im Rahmen von Psychotherapie mit bewährten problemspezifischen Maßnahmen oder konfliktorientierten Beziehungsangeboten aktiv handelnd oder emotional verstehend darin unterstützt, positive Bewältigungserfahrungen im Umgang mit ihren Problemen im Sinne einer korrigierenden emotionalen Erfahrung zu machen.
- **Motivationale Klärung** Therapien fördern mit geeigneten Maßnahmen das Ziel, dass Betroffene Einsichten in ihr konflikthaftes Erleben und Verhalten gewinnen (z. B. Förderung von **Introspektion** und Selbstreflexionsfähigkeit, Konfrontation mit und Deutung von Abwehrmechanismen, Hinweis auf und Veränderung von problembehafteten Denkweisen und Beziehungsmustern).

Alle bislang untersuchten Psychotherapien bei Bipolaren Störungen, sei es als Einzel-, Paar-, Gruppen- oder Familientherapie, enthalten folgende Inhalte und Interventionen:

- **Psychoedukation**, Krankheits- und Medikamenteninformation
- Selbstbeobachtung und Erkennen des Zusammenhangs von Stimmungsschwankungen, Erlebensveränderungen, Verhalten, Denken und Ereignissen
- Hilfen zur Unterscheidung von »Normalbefinden« und gestörtem Erleben
- Wissen und Erkennen von Warnzeichen für **affektive Episoden** und Rückschläge
- Erlernen von Kompetenzen zur Selbststeuerung von Stimmungsschwankungen
- Stabilisierung des Lebensrhythmus, Ausgleich und Balance von Anforderungen und Entlastung, geregelter und gleichmäßiger Schlaf-Wach-Rhythmus, Vermeidung von Drogen und extremen Belastungen
- Klärung zwischenmenschlicher Konflikte, Erwerb interpersoneller Fertigkeiten mit dem Angebot des Einbezugs von Angehörigen, Familie und Partnerin
- Steuerung, Überprüfung und Veränderung von Einstellungen, Annahmen und automatisch ablaufenden Gedanken
- Vorbereitung auf Krisen und Notfallplanung

Statement: Psychotherapie – Therapie-Grundsätzliches 8	Empfehlungsgrad
Effiziente Psychotherapie bei Bipolaren Störungen umfasst zumindest: • **Psychoedukation** • Selbstbeobachtung von Stimmungsveränderungen, Ereignissen, Verhalten und Denken • Reflexion von Erwartungen und Maßstäben • Förderung von Kompetenzen zum **Selbstmanagement** von Stimmungsschwankungen und Frühwarnzeichen • Normalisierung und Stabilisierung von Schlaf-Wach- und sozialem Lebensrhythmus • Stressmanagement • Aktivitätenmanagement • Steigerung der Selbstwirksamkeitsüberzeugung • Einbezug der Angehörigen • Vorbereitung auf Krisen und Notfälle (Rückfälle)	**Statement**

Statement: Psychotherapie – Therapie-Grundsätzliches 9	Empfehlungsgrad
Die Dauer und Frequenz psychotherapeutischer Behandlungen Bipolarer Störungen muss sich am aktuellen Zustand und den Bedürfnissen der Betroffenen sowie den Zielen der Behandlung orientieren.	**Statement**

Nichtmedikamentöse somatische Therapieverfahren

Elektrokonvulsionstherapie

Die **Elektrokonvulsionstherapie** (EKT) ist ein nichtmedikamentöses biologisches Behandlungsverfahren, dessen hohe Wirksamkeit neben der schweren unipolaren Depression auch bei Bipolaren Störungen (**Depression** und **Manie**) belegt werden konnte. Bei der EKT werden während einer kurzen Vollnarkose gezielt Krampfanfälle des Gehirns (ähnlich einem kurzen epileptischen Anfall) durch elektrische Stimulation ausgelöst, welche aufgrund vorher verabreichter muskelentspannender Medikamente hauptsächlich nur in der EEG-Ableitung (Messung der Hirnströme mittels aufgeklebter Elektroden) zu messen sind. Bei der modernen EKT kommt es daher also zu einem kurzen, am Körper kaum sichtbaren therapeutischen Krampfanfall, der eigentlich das Gehirn aktivieren und seine Fähigkeit zur »Selbstheilung« anregen soll. Eine Behandlungsserie umfasst dabei meist sechs bis zwölf Behandlungen. Die Behandlung erfolgt immer unter kontrollierten Bedingungen in kurzzeitiger Vollnarkose und bei vollständiger Muskelentspannung.

Vor Durchführung einer EKT sind sicherheitsrelevante körperliche und psychiatrische Voruntersuchungen sowie eine Aufklärung und das informierte Einverständnis (schriftliche Zustimmung) der Betroffenen oder, falls vorhanden, der gesetzlichen Vertretenden zwingend erforderlich. Im Hinblick auf die zum Teil noch immer mit Vorbehalten behaftete Bewertung der EKT ist darüber hinaus eine Aufklärung und ein Konsens mit den Angehörigen bzw. den engen Bezugspersonen der Betroffenen wünschenswert, um eine möglichst hohe Sicherheit zu bieten.

Die Ansprechraten, d. h. die Besserung der Symptome, sind bei der EKT oft deutlich höher als bei medikamentösen Therapien. Sicherheit und Verträglichkeit der Behandlung sind sehr gut und durch eine umfangreiche Wissensentwicklung auf diesem Gebiet in den letzten Jahren stetig verbessert worden. Trotzdem können vor allem kurzzeitige vorübergehende Störungen, insbesondere des Kurzzeitgedächtnisses am Tag der Narkose oder während der Behandlungszyklen, auftreten.

Eine speziell bei der Behandlung von Depressionen im Rahmen Bipolarer Störungen mögliche unerwünschte Wirkung ist das Auslösen einer kurzfristigen hypomanen oder manischen Phase. Diese kann bei Durchführung einer EKT ähnlich wie bei stark wirksamen antidepressiven **Medikamenten** auftreten. Lebensbedrohliche Zwischenfälle sind extrem selten.

Nach erfolgreicher Akuttherapie ist meist neben der **obligatorischen** psychotherapeutischen Betreuung eine **pharmakologische** Rückfallprophylaxe erforderlich, um frühzeitiges Neuauftreten von Krankheitsphasen zu verhindern. Bei erneuter Verschlechterung trotz Erhaltungstherapie kann unter Umständen auch eine Erhaltungs-EKT durchgeführt werden.

Empfehlung: Elektrokonvulsionstherapie – Therapie-Grundsätzliches 10	Empfehlungsgrad
Neben der **obligaten** Aufklärung und Einwilligung der Patienten oder des gesetzlichen Vertreters zur EKT sollen, im Falle des Einverständnisses der Patienten, Angehörige ebenfalls hinzugezogen werden, ein gemeinsamer Konsens ist anzustreben.	KKP

Klinischer Hinweis: Die Therapie wird nicht in allen Kliniken angeboten und die Klinik sollte über ausreichend Erfahrung und Fallzahlen verfügen.

Neuere Hirnstimulationsverfahren

In den vergangenen Jahren wurden verschiedene **invasive** und nichtinvasive Hirnstimulationsverfahren entwickelt, die neue Möglichkeiten für die neurowissenschaftliche Grundlagenforschung und auch für therapeutische Anwendungen eröffnen. Dementsprechend wurden diese Verfahren auch in der Psychiatrie aufgegriffen und werden gegenwärtig bezüglich einer therapeutischen Anwendung bei verschiedenen psychischen Erkrankungen, unter anderem bei unipolaren Depressionen und Bipolaren Störungen, untersucht.

Zu unterscheiden sind invasive Stimulationsverfahren mit implantierten Elektroden und mehr oder weniger kontinuierlicher Stimulation, nämlich die **Vagusnervstimulation** (VNS) und die tiefe Hirnstimulation. Dem stehen die nichtinvasiven transkraniellen Hirnstimulationsverfahren gegenüber, in erster Linie die **repetitive transkranielle Magnetstimulation** (rTMS), aber auch die transkranielle Gleichstromstimulation (Transcranial Direct Current Stimulation, tDCS) und die **Magnetkonvulsionstherapie** (MKT). Im Folgenden soll nur kurz auf die rTMS und die VNS näher eingegangen werden, da nur für diese beiden Verfahren Daten bei Bipolaren Störungen vorliegen.

Repetitive transkranielle Magnetstimulation

Die rTMS ist ein in der neurophysiologischen Forschung mittlerweile gut etabliertes Verfahren zur elektromagnetischen Stimulation des menschlichen Gehirns. Für therapeutische Anwendungen werden solche rTMS-Sequenzen in der Regel täglich und über einen Zeitraum von zwei bis vier Wochen eingesetzt. Am besten untersucht ist die therapeutische rTMS in der Behandlung depressiver Erkrankungen.

Die klinische Relevanz der therapeutischen Effekte wird noch kontrovers diskutiert. Insbesondere sprechen die bisherigen Daten gegen einen Einsatz bei sehr schweren oder gar psychotischen Depressionen und die Wirkstärke der rTMS bei Depressionen erscheint geringer als die der EKT. Die Datenlage zu Bipolaren Störungen (insbesondere Depression) ist nochmals geringer und die Therapie wird bisher nur selten in der klinischen Routine angeboten.

Eine Variante der rTMS ist die **Magnetkonvulsionstherapie** (MKT), bei der ein generalisierter Krampfanfall im Gehirn ausgelöst wird. Während erste Studien antidepressive Effekte nahelegen, fehlen bislang noch Studien zu depressiven Episoden bei Bipolaren Störungen.

Insgesamt ist die rTMS nebenwirkungsarm. Häufigere Nebenwirkungen sind unmittelbare Begleiterscheinungen der Stimulation (Reizung von Gesichtsnerven und Muskeln in unmittelbarer Spulenumgebung bis zu Kopfschmerzen). Auch psychische Nebenwirkungen (zum Beispiel **Switch** in die Manie und Auftreten psychotischer Symptome) wurden berichtet.

Vagusnervstimulation

Die **Vagusnervstimulation** (VNS) wurde methodisch für die Epilepsietherapie entwickelt und in den 1990er-Jahren zur Behandlung medikamentenresistenter fokaler und generalisierter Epilepsien zugelassen. Das Prinzip der VNS beruht auf der Stimulation des linken Vagusnervs mithilfe eines Schrittmachers und implantierter Elektroden. An relevanten Nebenwirkungen wurden Heiserkeit, Husten, Atemnot, Schmerzen im Stimulationsbereich und **Parästhesien** berichtet.

Lichttherapie

Bei der Lichttherapie wird das weiße Licht einer Leuchtstoffröhre eingesetzt. Betroffene sehen hierbei, in der Regel morgens, mit geöffneten unverdeckten Augen bei einem Abstand von 50 bis 80 cm ein- bis zweimal pro Minute direkt in eine Lichtquelle mit einer Lichtintensität von 2.500 bis 10.000 Lux. Die Dauer der Einzelsitzung verringert sich mit höheren Lichtintensitäten und liegt zwischen dreißig und 120 Minuten. Die gesamte Behandlungsdauer beträgt in der Regel mehrere Wochen.

Die antidepressive Wirksamkeit einer Lichttherapie ist vor allem für die Behandlung depressiver Episoden gut belegt, sofern deren Verlauf einem saisonalen Muster folgt. Bei hierfür typischem Verlauf mit gehäuftem Auftreten depressiver Symptome in den Wintermonaten kann die Lichttherapie unter regelmäßiger längerer Anwendung zu einer vollständigen **Remission** beitragen, jedoch auch manische und hypomane Zustände bei zugrunde liegender unipolarer Depression hervorrufen.

Für eine Verstärkung antidepressiver Effekte anderer Behandlungsformen durch Lichttherapie gibt es auch bei nichtsaisonalen Verlaufsformen Hinweise. Aufgrund häufiger Rückfälle bei Unterbrechung der Lichttherapie in den Wintermonaten sowie der guten Verträglichkeit wird die Behandlung häufig über die gesamte Dunkelperiode durchgeführt. Es sind derzeit keine absoluten **Kontraindikationen** für eine Lichttherapie bekannt. Die häufigsten Nebenwirkungen einer Lichttherapie in klinischen Studien sind überanstrengte Augen, Sehstörungen, Kopfschmerzen, **Agitation** oder Übelkeit, **Sedierung** oder sehr selten hypomanische oder manische Symptome.

Dunkeltherapie

Die »Dunkeltherapie« stellt gewissermaßen das Gegenstück zur Lichttherapie dar. Der Schlaf-Wach- bzw. Hell-Dunkel-Rhythmus soll durch den verlängerten Aufenthalt in einem abgedunkelten Raum kontrolliert werden. Die in der Pilotstudie untersuchte Dunkeltherapie besteht aus 14 Stunden Nachtruhe, von 18 Uhr abends bis 8 Uhr morgens, über einen Zeitraum von insgesamt drei Tagen. Bislang fehlen Studien mit ausreichend hoher Qualität, die die Dunkeltherapie bei Menschen mit Bipolaren Störungen untersucht haben.

Wachtherapie (Schlafentzugstherapie)

Bei Menschen mit Bipolaren Störungen gehören Schlafstörungen und vor allem solche mit vermindertem Schlafbedarf zu den diagnostischen Kriterien. Parallel weisen Betroffene regelmäßig auch zirkadiane (tagesrhythmische) Störungen auf.

Die Wachtherapie (WT) bzw. Schlafentzugstherapie (SE) führt zu einer deutlichen, allerdings vorübergehenden Verbesserung depressiver Zustandsbilder bei 40–60 % der Betroffenen. Jedoch ist dieses rasche und hohe Ansprechen gewöhnlich durch einen umgehenden Rückfall bei nachfolgendem Schlaf gekennzeichnet. Nach einer durchwachten Nacht gilt es generell, tagsüber das kurze Einnicken oder längeren Tagesschlaf zu vermeiden, da hierdurch die therapeutische Wirkung aufgehoben werden kann. Die Aufklärung über diesen Zusammenhang ist zentral für den Erfolg der WT.

Das Behandlungsprotokoll umfasst zwei bis drei Wachperioden innerhalb einer Woche mit kompletter WT über je 36 bis vierzig Stunden (beispielsweise von 7 Uhr morgens bis 21 Uhr der Folgenacht). Hierbei erfolgt auf eine Schlafentzugsnacht in der anschließenden Nacht der sogenannte Erholungsschlaf. Am dritten bzw. fünften Tag der Woche wird dieses Vorgehen wiederholt. Ähnlich einer kompletten WT besitzt auch eine **partielle** WT (Nachtschlaf beispielsweise von 21–1 Uhr und anschließende Wachtherapie in der 2. Nachthälfte) eine antidepressive Wirkung. Beide Verfahren sind bezüglich ihrer Wirksamkeit als gleichwertig anzusehen und können sowohl stationär als auch ambulant durchgeführt werden.

Menschen mit bekannten Anfallserkrankungen des Gehirns sollten in der Regel keinen Schlafentzug durchführen, da sich hierdurch das Risiko epileptischer Anfälle erhöht. Weitere Einschränkungen für diese Therapieform ergeben sich für mehrfach körperlich erkrankte Personen oder bei akuter **Suizidalität** und/oder Psychose, da Schlafentzug zu unwillkürlichen Veränderungen und weiterer Symptomverstärkung führen kann.

Unterstützende Therapieverfahren

Unterstützende Therapieverfahren (wie Entspannungs- und Bewegungstherapie sowie Ergo- und künstlerische Therapien) werden im stationären, teilstationären und ambulanten Bereich in der Regel als Bestandteile eines integrierten Konzepts angeboten. Untersuchungen zur Wirksamkeit, die zwischen Störungsgruppen differenzieren, liegen weitgehend nicht vor. Vorhandene

Effizienzstudien beziehen sich somit häufig auf sogenannte »schwere psychische Erkrankungen«, die unter anderem Betroffene mit Bipolaren Störungen miteinschließen.

Im Hinblick auf Bipolare Störungen können kreative und handlungsorientierte Verfahren eine Bedeutung haben im Zusammenhang mit:

- der Wiederherstellung und dem Erhalt von Handlungsfähigkeit, Teilhabe und Lebensqualität
- der Unterstützung von Tages- und Wochenstruktur
- der Entwicklung von Selbstbewusstsein und Reduktion der Auswirkungen von (Selbst-)**Stigmatisierung**
- dem Unterbrechen depressiver Wahrnehmungsmuster und der Relativierung manischer Selbstüberschätzung
- einer Verbesserung des Zugangs zu Gefühlen und der Körperwahrnehmung

Entspannungsverfahren

Entspannungsverfahren werden häufig im stationären und ambulanten Bereich als Methoden eingesetzt, um mit verschiedensten Belastungssituationen umzugehen. Auch wenn kontrollierte Studien fehlen, die spezifisch und ausschließlich die Effekte von Entspannungsverfahren bei Menschen mit Bipolaren Störungen evaluieren, spricht nichts gegen den Einsatz von Entspannungsverfahren im Rahmen einer Behandlung Bipolarer Störungen aufgrund der nachgewiesenen Effekte auf spezifische Symptome wie zum Beispiel Unruhe, Angst, Anspannung, Schmerz oder Schlafstörungen. Belegt ist die Wirksamkeit insbesondere für die **Progressive Muskelrelaxation nach Jacobson** (PMR).

Eine sinnvolle Anwendung ergibt sich meist primär im Rahmen eines umfassenden Behandlungskonzepts und daher in Kombination mit anderen Behandlungsmaßnahmen wie z. B. einer Kognitiven Verhaltenstherapie. Von einer kurzfristigen und ausschließlichen Übung mithilfe von CDs, Videos usw. sind hingegen kaum anhaltende Wirkungen zu erwarten.

Sport- und Bewegungstherapie

Eine weitere unterstützende Maßnahme stellt die Sport- bzw. Bewegungstherapie dar. Sport hat sowohl auf Ängste als auch auf depressive Symptome eine positive Wirkung. Die genauen Wirkmechanismen, die den Zusammenhang zwischen physischer Aktivität und psychischem Befinden erklären, sind bislang unklar. Allerdings werden verschiedene Faktoren diskutiert, die dabei eine

Rolle spielen könnten. So scheint Sport bzw. Bewegung durch Ablenkung von negativen Stimuli, Erfahrung von Selbstwirksamkeit sowie die häufig mit Sport assoziierte soziale Interaktion zu einer Stimmungsverbesserung zu führen. Bislang liegen jedoch keine Studien mit hoher methodischer Qualität vor, die den Effekt des Sports bzw. der Bewegung bei der Behandlung Bipolarer Störungen untersucht haben.

Ergotherapie

Die Ergotherapie zielt auf den Erhalt oder die Wiederherstellung von Handlungsfähigkeit, Teilhabe und Lebensqualität in den für das Individuum wichtigen Lebensbereichen (z. B. Selbstversorgung, Haushaltsführung, wirtschaftliche Eigenständigkeit, Beruf und Ausbildung sowie Freizeitgestaltung) ab.

In der Literatur ist eine Vielzahl von Methoden dokumentiert, die auch bei Menschen mit Bipolaren Störungen in der Ergotherapie eingesetzt werden:

- Methoden und Ansätze zur Kompetenzförderung: Einsatz von Alltagsaktivitäten, die für den Klienten bedeutsam sind, wie z. B. das Erarbeiten arbeitsrelevanter Fertigkeiten am Computer
  - kompetenzzentrierte Methoden (eher ergebnisorientierter Einsatz alltäglicher, handwerklicher, gestalterischer, kreativer Aktivitäten in Einzel-/Gruppentherapie)
  - Fertigkeitentraining, z. B. Gruppen mit Schwerpunkt auf Problemlösung, Selbstbewusstsein/Durchsetzungsvermögen, **Coping Skills**
- kognitive Trainingsverfahren in den Bereichen Konzentration, Wahrnehmung, Gedächtnis und Merkfähigkeit, Informationen analysieren, verarbeiten und entsprechendes Handeln, vorausplanendes Denken, Lern- und Arbeitsstrategien mit verschiedenen Methoden
- **Psychoedukation**, zum Beispiel zur Kommunikation inklusive der Konfliktlösung, Selbstwertgefühl/Aufbau von Selbstvertrauen, Stressmanagement, Training von Selbstbewusstsein/Durchsetzungsvermögen, arbeitsbezogene/berufliche Fertigkeiten
- Gesundheitsförderung/Management der Erkrankung, Umgang mit Geld und Management von Ärger/Frustration
- manualisierte Interventionen zur Förderung von Bewältigungskompetenzen, die kompatibel mit dem kompetenzfördernden Ansatz sind, zum Beispiel das Soziale Kompetenztraining (SKT), **Metakognitives Training** (MKT), **STEPPS**-Training, Stressbewältigungstraining für Menschen mit psychischen Erkrankungen (SBT)

- soziozentriert-interaktionelle Methoden und Ansätze
  - interaktionelle Methoden, zum Beispiel Partner- und Gruppenarbeiten zum Üben alternativer Handlungsmöglichkeiten
- subjektbezogen-ausdruckszentrierte Methoden
  - ausdruckszentrierte Methode (eher prozessorientierter Einsatz künstlerischer, handwerklicher, kreativer/gestalterischer Aktivitäten)
- Methoden und Ansätze zum Aktivitätsaufbau
  - Zeitmanagement; Strukturierung der Tages-, Arbeits- und/oder Lebenszeit
  - manualisierte Interventionen zur Verbesserung der Betätigungsbalance und der Zeitnutzung
- arbeitsrehabilitative Methoden und Ansätze
  - Arbeitstherapie (inklusive Herstellung von Kontakten zu extramuralen Einrichtungen, Identifizierung/Vermittlung geeigneter Arbeitsplätze, **Jobcoaching/Supported Employment** an geschützten Arbeitsplätzen/im Bereich freiwilliger Arbeit/auf dem freien Arbeitsmarkt, ergotherapeutische Leistungsdiagnostik und Belastungserprobung, Anpassung des Arbeitsplatzes inklusive Beratung von Arbeitgebern/Kollegen)
- Umweltanpassung (Anpassung der physischen oder sozialen Umwelt, z. B. Arbeitsplatz-/Wohnraumanpassung, Angehörigenberatung/-training)

Des Weiteren werden auch Methoden der Psychotherapie wie kognitiv-verhaltenstherapeutische Ansätze sowie das **Case Management** und Rückfallprävention eingesetzt.

Künstlerische Therapien

Die Kunsttherapie kann in einem integrierten Behandlungskonzept eine wichtige ergänzende Funktion haben und sowohl der Rehabilitation als auch der Rückfallprophylaxe dienen, indem sie **Affektregulation**, Selbstwertgefühl und soziale Kompetenz fördert. Zum Einsatz von Kunsttherapie bei schweren psychischen Erkrankungen gibt es inzwischen sowohl Grundlagenliteratur als auch empirische Studien und spezifische Fachtexte. Doch bis auf Erfahrungsberichte finden sich keine störungsspezifischen Untersuchungen. Aufgrund der eher begleitenden und unterstützenden Funktion dieser Therapieform stand dieser Aspekt bisher nicht im Fokus der Untersuchungen.

Durch die Musiktherapie kann Zugang zu Gefühlen, Ausdruck von Stimmungen und Zuwachs an Selbstbewusstsein erzielt werden. Es ist bislang unklar, inwieweit Musiktherapie durch die angenommene Förderung der **Affektregulation**, des Selbstwertgefühls und der sozialen Kompetenz in einem integrierten Behandlungskonzept eine ergänzende Funktion im

Hinblick auf die Rehabilitation und Rückfallprophylaxe hat. Ähnliches gilt für die Tanztherapie, in der es vor allem um das differenzierte Wahrnehmen, Ausdrücken, Regulieren, Modulieren und Verstehen von Affekten über die Bewegung geht.

Empfehlung: **Unterstützende Verfahren – Therapie-Grundsätzliches 11**	**Empfehlungsgrad**
Unterstützende Therapieverfahren (wie z. B. Entspannungs-, Bewegungs-, Ergo- und künstlerische Therapien) sollten Bestandteil des individuellen integrierten Behandlungsplans sein. Die spezifischen Behandlungsziele sollten in Absprache mit allen Beteiligten festgelegt und im Verlauf überprüft werden.	**KKP**

Phasenspezifische Behandlung der akuten Manie/Hypomanie

Medikamentöse Therapie

Bei der Behandlung einer akuten manischen Episode spielt die medikamentöse Therapie häufig eine zentralere Rolle als bei anderen **Therapieindikationen** im Rahmen Bipolarer Störungen. Insbesondere ist die Psychotherapie auf eine Veränderungsmotivation sowie auf Krankheitsgefühl und Krankheitseinsicht der Betroffenen angewiesen. Diese Aspekte sind während einer manischen Krankheitsphase aber häufig nur gering ausgeprägt. Gleichwohl stellen eine professionelle Beziehungsgestaltung und die Schaffung therapeutisch günstiger Umweltbedingungen die Basis für die Maniebehandlung noch vor dem Einsatz eines Medikaments dar.

Im Langzeitverlauf Bipolarer Störungen sind **Manien** meist kürzer als depressive Phasen und treten seltener auf, sind aber oft schwierig zu behandelnde Notfälle. Es sind **Psychopharmaka** aus unterschiedlichen Substanzgruppen für die Behandlung der Manie zugelassen, darunter **Antiepileptika**, konventionelle Antipsychotika (typische Antipsychotika), nahezu alle Antipsychotika der zweiten Generation (atypische Antipsychotika) sowie Lithium.

Die Vielzahl der verfügbaren Medikamente erhöht die Behandlungsmöglichkeiten, stellt Behandelnde und erfahrene Betroffene jedoch auch vor die Aufgabe, eine Substanz aus einer Substanzklasse zu wählen. Auswahlkriterien für Betroffene sind Wirksamkeit, spezifische Eigenschaften der Medikamente (z. B. **sedierende**/beruhigende oder nicht sedierende Eigenschaften, spezifische Nebenwirkungsprofile, Eignung zur anschließenden Fortführung als **Phasenprophylaktikum** und – mit am wichtigsten – spezifische Vorerfahrungen und Wünsche der Betroffenen). Zu beachten ist beispielsweise, dass Menschen mit Bipolaren Störungen besonders schnell mit **extrapyramidalmotorischen Nebenwirkungen**, d. h. Störungen im Bewegungsablauf, gerade auf ältere Antipsychotika reagieren. Darunter versteht man durch Blockade des Botenstoffes Dopamin im Gehirn ähnlich wie beim Parkinson ausgelöste Steifigkeit am ganzen Körper oder Muskelkrämpfe oder akut bzw. als späte Nebenwirkung ungewollte Bewegungen im Gesicht oder Rumpfbereich (z. B. schmatzen, schlucken, Armbewegungen). Diese Nebenwirkungen kommen bei Einsatz der moderneren Antipsychotika wesentlich seltener vor.

Die Verfügbarkeit von Medikamenten aus verschiedenen Substanzklassen bietet die Möglichkeit einer **pharmakologisch** sinnvollen Kombination. Wie den nachfolgenden systematischen Darstellungen entnommen werden kann, ist die wissenschaftliche Datenlage zu Verträglichkeit und Wirksamkeit von Kombinationsbehandlungen jedoch gering, sodass die **Leitlinie** eine pharmakologische **Monotherapie** als primäres Therapieziel empfiehlt. Wie auch in anderen Bereichen der Medizin wurde die große Mehrzahl der kontrollierten Wirksamkeitsstudien von den Herstellerfirmen durchgeführt und finanziert, worauf in der ausführlichen S3-Leitlinie jeweils konkret hingewiesen wird.

Im Folgenden werden die Wirkstoffe pro Wirkstoffgruppe bzw. Wirkmechanismus alphabetisch geordnet dargestellt.

Stimmungsstabilisierer

Carbamazepin

Studien belegen die **antimanische** Wirksamkeit von Carbamazepin gegenüber **Placebo** und eine vergleichbare Wirksamkeit mit der untersuchten aktiven Vergleichssubstanz Haloperidol. Carbamazepin war relativ gut verträglich, wobei unerwünschte Wirkungen häufiger als unter Placebo auftraten und im Trend zum häufigeren Behandlungsabbruch führten.

Empfehlung: Carbamazepin – Therapie-Manie 1	Empfehlungsgrad
Carbamazepin (**Retard**) sollte als **Monotherapie** zur Behandlung der **Manie** oder von Mischzuständen eingesetzt werden. Limitierende Faktoren: **Off-Label-Use**: Carbamazepin ist nicht zur Behandlung akuter Manien zugelassen. Mögliche Nebenwirkungen, insbesondere **Sedierung** und hohes **Interaktionsrisiko**, sind zu beachten.	B

Lamotrigin

Ohne einen **Placebovergleich** zu haben, wurde für Lamotrigin in einer Studie eine vergleichbare **antimanische** Wirksamkeit mit Lithium gezeigt. Die Notwendigkeit einer langsamen **Aufdosierung** macht den Einsatz in der akuten Manie praktisch sehr schwierig.

Statement: Lamotrigin – Therapie-Manie 2	Empfehlungsgrad
Aufgrund der spärlichen Datenlage mit nur einer Studie mit geringer Fallzahl und ohne **Placebokontrolle** kann aktuell zum Einsatz von Lamotrigin zur Behandlung der Manie **keine** Empfehlung formuliert werden.*	**Statement**

***Off-Label Use**: Lamotrigin ist nicht zur Akutbehandlung der Manie zugelassen.

Lithium

Die **antimanische** Wirksamkeit von Lithium wurde sowohl gegenüber **Placebo** als auch im Vergleich zu aktiven Vergleichssubstanzen durch eine Vielzahl von Studien belegt. Lithium war insgesamt gut verträglich und sicher, jedoch traten häufiger unerwünschte Wirkungen als unter Placebo auf und **Tremor** (Zittern) war häufiger als unter aktiven Vergleichssubstanzen zu finden.

Limitierende Faktoren sind die vergleichsweise komplizierte Handhabbarkeit, insbesondere bei Betroffenen in der Manie (s. u.), der enge Dosisbereich und Risiken bei Überdosierung sowie die begrenzte Geschwindigkeit bei der **Aufdosierung**. Gleichwohl ist die gut belegte Langzeitwirkung (siehe Kapitel 4.4: Phasenprophylaxe) ein Argument, Lithium bereits bei der Akutbehandlung bevorzugt zu berücksichtigen.

Empfehlung: Lithium – Therapie-Manie 3	Empfehlungsgrad
Lithium sollte als **Monotherapie** zur Behandlung der Manie eingesetzt werden. Limitierende Faktoren: Folgende Faktoren sind zu beachten: komplizierte Handhabbarkeit, insbesondere bei akut manischen Patienten (ausschließlich orale Verfügbarkeit; Erfordernis von Blutkontrollen vor Therapiebeginn und unter der Behandlung); enger Dosisbereich und Risiken bei Überdosierung; begrenzte **Aufdosierungsgeschwindigkeit**.	B

Oxcarbazepin

Ohne einen **Placebovergleich** wurde für Oxcarbazepin in einer Studie eine vergleichbare **antimanische** Wirksamkeit mit Valproat bei statistisch **signifikant** weniger unerwünschten Wirkungen gezeigt.

Statement: Oxcarbazepin – Therapie-Manie 4	Empfehlungsgrad
Aufgrund der spärlichen Datenlage mit nur einer Studie mit geringer Fallzahl und ohne **Placebokontrolle** kann aktuell zum Einsatz von Oxcarbazepin zur Behandlung der Manie **keine** Empfehlung formuliert werden.	**Statement**

***Off-Label-Use**: Oxcarbazepin ist nicht zur Akutbehandlung der Manie zugelassen.

Valproat

Die **Evidenz** ist durch mehrere Studien, die die **antimanische** Wirksamkeit von Valproat belegen, als hoch einzustufen. Valproat war insgesamt relativ gut verträglich.

Empfehlung: Valproat – Therapie-Manie 5	Empfehlungsgrad
Valproat sollte als **Monotherapie** zur Behandlung der Manie eingesetzt werden. Limitierende Faktoren: Mögliche Nebenwirkungen, vor allem **gastrointestinale** Beschwerden und **Fatigue** sowie selten **Thrombozytopenien**, sind zu beachten. Einschränkend ist zu beachten, dass Valproat wegen der **Teratogenität** und des Risikos polyzystischer **Ovarien** **nicht** für Frauen im gebärfähigen Alter empfohlen wird.	B

Antipsychotika der 2. Generation

Aripiprazol

Es liegen Studien vor, welche die Wirksamkeit von Aripiprazol (in Tablettenform) in der akuten Manie belegen. Eine weitere Kurzzeitstudie zeigt die Wirksamkeit einer Aripiprazol-Lösung zur intramuskulären Injektion (Spritze).

Unerwünschte Wirkungen waren vor allem Schlafstörungen und **Akathisie** (Sitzunruhe, bei der man Beine dauernd bewegen muss), es wurden keine substanziellen Veränderungen des Gewichts, des Prolaktinspiegels (Hormon) und der Herzströme (**QTc-Zeit** im EKG) gefunden.

Empfehlung: Aripiprazol – Therapie-Manie 6	Empfehlungsgrad
Aripiprazol sollte als **Monotherapie** zur Behandlung der Manie und von Mischzuständen eingesetzt werden. Limitierende Faktoren: Im **Placebovergleich** treten vermehrte Schlafstörungen, Unruhe und **Akathisie** mit Aripiprazol auf. Akathisie ist häufig und kann den Nutzen deutlich limitieren.	B

Asenapin

Studien belegen die **antimanische** Wirksamkeit und gute Verträglichkeit von Asenapin. Als Nebenwirkungen wurden im Wesentlichen **Sedierung**, Schwindel, Schläfrigkeit, **Fatigue** und orale Hypoästhesie (verminderte Sensibilität) berichtet. Störungen im Bewegungsablauf traten häufiger unter Asenapin als unter **Placebo** auf. Verglichen mit Olanzapin waren sie in einer Studie vergleichbar häufig. Die Gewichtszunahme war stärker unter Asenapin als unter Placebo, aber unter Olanzapin noch stärker (1,9 bzw. 2,6 kg in drei Wochen).

Empfehlung: Asenapin – Therapie-Manie 7	Empfehlungsgrad
Asenapin sollte als **Monotherapie** zur Behandlung der Manie eingesetzt werden.	B

Clozapin

Es liegen keine Daten aus kontrollierten Studien zum Einsatz von Clozapin zur Behandlung der Manie vor.

Olanzapin

Die Studienlage darf als Beleg für die **antimanische** Wirksamkeit von Olanzapin angesehen werden. Die Behandlung der akuten **Episode** ist jedoch häufig gleichzeitig der Beginn einer längerfristigen Therapie, sodass die bei längerer Einnahme auftretenden unerwünschten Wirkungen eine Rolle spielen. Während metabolische Nebenwirkungen (Stoffwechselveränderungen, Gewichtszunahme u. a.) in der Kurzzeittherapie eine eher untergeordnete Rolle spielen, können diese die langfristige Einsatzmöglichkeit von Olanzapin erheblich einschränken.

Empfehlung: Olanzapin – Therapie-Manie 8	Empfehlungsgrad
Olanzapin sollte als **Monotherapie** zur Behandlung der Manie eingesetzt werden. Limitierender Faktor: Das bei längerer Einnahme festgestellte häufigere Auftreten einer signifikanten Gewichtszunahme und die damit assoziierten Risiken müssen beachtet werden.	B

Paliperidon

Es liegen aktuell lediglich zwei Studien mit kurzer Laufzeit vor. Die minimal effektive Dosis ist noch nicht hinreichend geklärt. Die Dosis von 12 mg/d, welche **Placebo** in der Wirksamkeit **signifikant** überlegen war, war mit einem erhöhten Risiko für **extrapyramidale Störungen** (Bewegungsstörungen) assoziiert. Daten zur Langzeitbehandlung liegen nicht vor, sodass im Hinblick auf unerwünschte Wirkungen bei längerfristiger Einnahme keine Aussage möglich ist.

Empfehlung: Paliperidon – Therapie-Manie 9	Empfehlungsgrad
Paliperidon kann als **Monotherapie** zur Behandlung der Manie eingesetzt werden. Limitierende Faktoren: **Off-Label-Use**: Paliperidon ist nur für die Behandlung der Schizophrenie und manischer Symptome bei schizoaffektiven Störungen zugelassen. Gesetzlich krankenversicherte Patienten in Deutschland müssen bei einer ambulanten Behandlung mit Paliperidon erhebliche Zuzahlungen leisten, da nur das Festbetragsniveau von Risperidon übernommen wird (die Höhe der Zuzahlung ist abhängig von Dosierung und Packungsgröße).	0

Quetiapin

Durch die bisherigen Studien konnte eine klare **antimanische** Wirksamkeit gegen Vergleichssubstanzen gezeigt werden. Quetiapin war in den Studien insgesamt gut verträglich, allerdings zeigte sich eine höhere Gewichtszunahme als unter **Placebo** und den Vergleichssubstanzen Lithium und Haloperidol.

Empfehlung: Quetiapin – Therapie-Manie 10	Empfehlungsgrad
Quetiapin sollte in der Behandlung der Manie eingesetzt werden. Limitierende Faktoren: Mögliche Nebenwirkungen wie **Sedierung**, **extrapyramidale Nebenwirkungen** und metabolische Veränderungen bei längerfristiger Behandlung sind zu beachten.	B

Risperidon

In Studien wurde die **antimanische** Wirksamkeit bei insgesamt guter Verträglichkeit belegt. Es zeigte sich jedoch verglichen mit **Placebo** eine stärkere Gewichtszunahme und eine stärkere Prolaktinerhöhung mit wahrscheinlich assoziierten unerwünschten Wirkungen. Gegenüber Haloperidol war die Rate **extrapyramidalmotorischer Störungen** (EPMS = Störungen im Bewegungsablauf) geringer, gegenüber Olanzapin war die Gewichtszunahme geringer und die Prolaktinerhöhung größer.

Empfehlung: Risperidon – Therapie-Manie 11	Empfehlungsgrad
Risperidon sollte als **Monotherapie** zur Behandlung der Manie eingesetzt werden. Limitierende Faktoren: Mögliche Nebenwirkungen, wie Gewichtszunahme, Prolaktinerhöhung und EPMS in höheren Dosierungen, sind zu beachten.	B

Ziprasidon

Studien dokumentieren die **antimanische** Wirkung einer Ziprasidon-**Monotherapie**. Ziprasidon war dabei relativ gut verträglich. Vor allem Schläfrigkeit und Unruhe traten häufiger als unter **Placebo** auf, EPMS insgesamt jedoch seltener als unter Haloperidol.

Empfehlung: Ziprasidon – Therapie-Manie 12	Empfehlungsgrad
Ziprasidon sollte als **Monotherapie** zur Behandlung der Manie eingesetzt werden. Limitierende Faktoren: Mögliche Nebenwirkungen, wie vermehrte Unruhe (fraglich **Akathisie**), sind zu beachten. Ziprasidon ist Mittel der nachgeordneten Wahl aufgrund initialer Hinweise auf **kardiale** Probleme (**QTc-Verlängerung**).	B

Zotepin

Es liegen keine kontrollierten Studien zum Einsatz von Zotepin in **Monotherapie** zur Behandlung der Manie vor.

Cariprazin

Studien belegen die **antimanische** Wirkung einer Cariprazin-**Monotherapie**. Der Wirkstoff war in den Studien vor allem mit mehr EPMS und Obstipation (Verstopfung) verbunden als **Placebo**.

Anmerkung: Seit Erscheinen der Leitlinie ist die Datenlage auch im Rahmen einer Metaanalyse deutlich klarer bezüglich Behandlung der Manie im Rahmen einer **Bipolar-I-Störung**. Cariprazin reduzierte mit 3–6 mg und 6–12 mg pro Tag moderat, aber **signifikant** besser als Placebo manische Symptome. In Deutschland besteht allerdings bisher keine Zulassung bei Bipolaren Störungen.

Haloperidol

Vier Studien bestätigen die **antimanische** Wirkung einer Haloperidol-**Monotherapie**, einschließlich der Behandlung psychotischer Manien und von Mischzuständen. Alle Studien zeigen eine Aufrechterhaltung der Wirksamkeit über zwölf Wochen. Die häufigsten unerwünschten Wirkungen waren Schläfrigkeit und EPMS. Unter Haloperidol traten **signifikant** häufiger EPMS auf als unter atypischen **Neuroleptika**.

Empfehlung: Haloperidol – Therapie-Manie 13	Empfehlungsgrad
Haloperidol sollte als **Monotherapie** zur Behandlung der Manie in der Kurzzeittherapie eingesetzt werden. Limitierender Faktor: Der guten **Evidenzlage** für Wirksamkeit steht die hohe Nebenwirkungsrate (EPMS) gegenüber.	B

Empfehlung: Haloperidol – Therapie-Manie 14	Empfehlungsgrad
Haloperidol sollte vor allem in der Notfallsituation und zur Kurzzeittherapie genutzt werden.	KKP

Kombinationstherapien und zusätzliche Medikation

Stimmungsstabilisierer und Antipsychotikum der 2. Generation

Stimmungsstabilisierer und Amisulprid

Es existieren keine **placebokontrollierten** Studien. In einer Studie wurde eine Kombination von Valproat mit Amisulprid mit der Kombination Valproat und Haloperidol verglichen. Es fand sich kein Unterschied in der Wirksamkeit bei allerdings weniger unerwünschten Wirkungen unter der Kombination mit Amisulprid.

Statement: Amisulprid – Therapie-Manie 15	Empfehlungsgrad
Für Amisulprid zur Behandlung der Manie liegt kein Wirksamkeitsnachweis aus **placebokontrollierten** Studien vor. In einer **randomisierten** Vergleichsstudie mit Haloperidol zeigte sich eine vergleichbare Wirksamkeit.	**Statement**

Stimmungsstabilisierer und Aripiprazol

Eine klinische Studie belegt die Wirksamkeit der zusätzlichen Gabe von Aripiprazol zu einer bestehenden Behandlung mit Lithium oder Valproat, auf welche Betroffene nicht ausreichend angesprochen hatten. Als Nebenwirkungen traten vor allem EPMS inklusive **Akathisie** (Sitzunruhe) häufiger unter Aripiprazol auf.

Empfehlung: Aripiprazol – Therapie-Manie 16	Empfehlungsgrad
Aripiprazol kann **zusätzlich** zu einer bestehenden **Phasenprophylaxe** mit Lithium oder Valproat in der Behandlung der Manie eingesetzt werden. Limitierender Faktor: **Akathisie** ist häufig und kann den Nutzen deutlich limitieren.	**0**

Stimmungsstabilisierer und Olanzapin

Die zusätzliche Gabe von Olanzapin zu Lithium bzw. Valproat ist bei der Behandlung einer Manie wirksamer als Lithium oder Valproat allein. Die

Kombination von Olanzapin mit Carbamazepin war nicht wirksamer als die Carbamazepin-**Monotherapie**. Gegenüber Lithium bzw. Valproat war die Gewichtszunahme unter Olanzapin höher.

Empfehlung: Olanzapin – Therapie-Manie 17	Empfehlungsgrad
Olanzapin sollte in der Akutbehandlung **zusätzlich** zu einer bestehenden **Phasenprophylaxe** mit Valproat oder Lithium in der Behandlung der Manie (auch der gereizten Manie) eingesetzt werden. Limitierender Faktor: Das Risiko einer Gewichtszunahme bei langfristiger Einnahme ist individuell zu berücksichtigen.	B

Stimmungsstabilisierer und Quetiapin

Die **Evidenz** ist nicht eindeutig. In einer Studie war die zusätzliche Gabe von Quetiapin mit Lithium oder Valproat bei der Behandlung einer Manie **signifikant** wirksamer als Lithium oder Valproat allein, in einer zweiten Studie erreichte der Unterschied im primären Endpunkt keine Signifikanz (= statistisch bedeutsame Unterschiede). Wie unter der **Monotherapie** mit Quetiapin trat neben einer erhöhten Rate von Schläfrigkeit eine höhere Gewichtszunahme als unter **Placebo** auf.

Empfehlung: Quetiapin – Therapie-Manie 18	Empfehlungsgrad
Quetiapin kann **zusätzlich** zu einer bestehenden **Phasenprophylaxe** mit Lithium oder Valproat in der Behandlung der Manie eingesetzt werden. Limitierende Faktoren: Mögliche Nebenwirkungen, wie **Sedierung**, **extrapyramidale Nebenwirkungen** und Gewichtszunahme, sind zu beachten	0

Stimmungsstabilisierer und Risperidon

Risperidon ist in Kombination mit Lithium bzw. Valproat oder als zusätzliche Gabe zu Lithium bzw. Valproat bei der Behandlung einer Manie wirksamer als Lithium oder Valproat allein. Wie unter der **Monotherapie** mit Risperidon kommt es häufiger zu EPMS und Gewichtszunahme als unter **Placebo**.

Empfehlung: Risperidon – Therapie-Manie 19	Empfehlungsgrad
Risperidon sollte **zusätzlich** zu einer bestehenden **Phasenprophylaxe** mit Lithium oder Valproat in der Behandlung der Manie eingesetzt werden. Limitierende Faktoren: Mögliche Nebenwirkungen, wie Gewichtszunahme, Prolaktinerhöhung und EPMS in höheren Dosierungen, sind zu beachten.	B

Zwei Stimmungsstabilisierer – Lithium und ein anderer Stimmungsstabilisierer

Die **Evidenz** zur Wirksamkeit einer speziellen Kombinationstherapie aus zwei **Stimmungsstabilisierern** oder einer zusätzlichen Gabe eines zweiten Stimmungsstabilisierers bei bestehender Therapie lässt sich nicht abschließend beurteilen. Es wurden keine **Placebokontrollen** durchgeführt, die Studien haben sehr unterschiedliche Kombinationen vergleichend geprüft, die Ergebnisse sind widersprüchlich und die Studienqualität und Fallzahl waren insgesamt gering.

Statement: Stimmungsstabilisierer in Kombination – Therapie-Manie 20	Empfehlungsgrad
Aufgrund der spärlichen und widersprüchlichen Datenlage lässt sich derzeit **keine** Empfehlung zu einer Kombinationstherapie verschiedener **Stimmungsstabilisierer** in der Akuttherapie der Manie formulieren.	Statement

Stimmungsstabilisierer mit weiteren Psychopharmaka

Lithium und Allopurinol

Die fehlende klinische Erfahrung dieses innovativen Therapieansatzes schränkt die Einschätzbarkeit der belegten **antimanischen** Wirkung und der Sicherheit ein.

Empfehlung: Allopurinol mit Lithium – Therapie-Manie 21	Empfehlungsgrad
Allopurinol kann zusätzlich zu Lithium oder Valproat oder zur Kombination aus Haloperidol und Lithium zur Behandlung der Manie eingesetzt werden. Limitierende Faktoren: **Off-Label-Use**: Allopurinol ist nicht für die Behandlung affektiver Erkrankungen zugelassen. Weiterer zu beachtender Faktor ist die fehlende klinische Erfahrung.	0

Valproat und Levetiracetam

Die fehlende bessere Wirksamkeit bei höherer Nebenwirkungsrate und die spärliche Datenlage mit nur einer Studie mit hohem **Biasrisiko** (Verzerrungsrisiko) schränken die **Evidenz** für die Substanz deutlich ein.

Empfehlung: Levetiracetam mit Valproat – Therapie-Manie 22	Empfehlungsgrad
Abratend: Die Gabe von Levetiracetam in der Behandlung der akuten Manie zusätzlich zu Valproat kann **nicht** empfohlen werden.	0

Lithium bzw. Valproat und Topiramat

Topiramat zusätzlich zu einer bestehenden Lithium- bzw. Valproat-Behandlung zeigte keinen zusätzlichen **antimanischen** Effekt, war jedoch mit einer höheren Rate unerwünschter Wirkungen behaftet.

Empfehlung: Topiramat mit Lithium/Valproat – Therapie-Manie 23	Empfehlungsgrad
Abratend: Wegen fehlender Wirksamkeit sollte Topiramat **nicht** zusätzlich zu Lithium oder Valproat zur Behandlung der akuten Manie eingesetzt werden.	B

Lithium bzw. Valproat bzw. deren Kombination und Gabapentin

Gabapentin zusätzlich zu einer bestehenden Behandlung mit Lithium bzw. Valproat bzw. der Kombination der beiden Wirkstoffe war weniger gut **antimanisch** wirksam als **Placebo** und mit mehr unerwünschten Wirkungen behaftet.

Empfehlung: Gabapentin mit Lithium/Valproat – Therapie-Manie 24	Empfehlungsgrad
Abratend: Die Gabe von Gabapentin zusätzlich zu Lithium und/oder Valproat zur Behandlung der Manie kann **nicht** empfohlen werden.	0

Einsatz von Benzodiazepinen

Benzodiazepine werden meist als Zusatzbehandlung in der Manie mit dem Ziel eingesetzt, Überaktivität zu reduzieren und Schlaf zu induzieren. Hierbei werden insbesondere Clonazepam (1–2 mg/Tag), Lorazepam (bis zu 8 mg/Tag) und Diazepam (bis zu 40 mg/Tag) eingesetzt. Lorazepam war gegen die akute **Agitiertheit** im Rahmen einer Manie besser wirksam als **Placebo** und anfangs weniger gut, nach 24 Stunden vergleichbar gut wirksam mit Olanzapin. Zur Frage der längeren Anwendung liegen nur unzureichend gut verwertbare Daten vor.

Empfehlung: Benzodiazepine – Therapie-Manie 25	Empfehlungsgrad
Benzodiazepine können unterstützend zur Reduktion einer Agitiertheit im Rahmen einer manischen Episode gegeben werden. Wegen des Abhängigkeitsrisikos soll die Behandlung jedoch nur zeitlich eng begrenzt erfolgen.	0

Psychotherapie

Psychotherapie in einer akuten (Hypo-)Manie

Die Idee, Psychotherapie in manischen oder hypomanischen Zuständen zu beginnen oder fortzusetzen, scheint auf den ersten Blick eventuell abwegig und wenig erfolgversprechend. Dies kann jedoch unter bestimmten Bedingungen sinnvoll sein:

- Wenn die akute manische Phase im Rahmen einer bereits bestehenden Psychotherapie auftritt, ist es wichtig, den Kontakt zu halten und die therapeutische Beziehung zu nutzen, um entweder motivationale Voraussetzungen für eine Veränderung zu schaffen oder gemeinsam entsprechende Veränderungen einzuleiten (z. B. durch den Einsatz bereits erarbeiteter kognitiver und/oder verhaltensnaher Strategien).
- Es kann sein, dass Betroffene auch gezielt in diesem Zustand Hilfe suchen, wenn frühere **Manien** für Betroffene katastrophale Konsequenzen hatten und sich in die Euphorie Ängste und Befürchtungen mischen.

Insbesondere im zweiten Fall ist aus klinischer Erfahrung damit zu rechnen, dass Angehörige oder andere wichtige Bezugspersonen entweder den Kontakt zu den Therapeutinnen initiieren oder ebenfalls zum vereinbarten Termin erscheinen. Im Idealfall und wenn die Betroffenen zustimmen, ist der Einbezug der Angehörigen in diesem Fall von großem Nutzen und erhöht die Erfolgschancen der Behandlung.

Eine psychotherapeutische Begleitung in hypomanischen und manischen Zuständen zielt einerseits auf eine Stabilisierung und Reduktion der Symptome bei den Betroffenen selbst hin (z. B. durch Kontrolle der auslösenden Faktoren, Aktivitätsplan, Strategien, um überschüssige Energie abzubauen), aber sie kann auch helfen, die Emotionalität in Familie und Partnerschaften zu reduzieren oder vor einer Eskalation zu schützen. Ein Einüben klarer Kommunikationsregeln – idealerweise unter Einbezug der Bezugspersonen in der Therapie – ist hierbei hilfreich, auch und vor allem unter Berücksichtigung potenziell reizbar-aggressiven Verhaltens.

Statement: Psychotherapie/Psychoedukation – Therapie-Manie 26	Empfehlungsgrad
Es gibt bislang keine empirischen Belege, dass eine spezifische Psychotherapie oder eine **Psychoedukation** bei der Behandlung einer akuten manischen Episode wirkt.	**Statement**

Psychotherapie bei hypomanischer Symptomatik nach akuten Episoden oder im Verlauf der Erkrankung

Psychoedukation

In einer Studie gab es Hinweise auf die Wirksamkeit einer zusätzlichen **Psychoedukation** zu einer bestehenden **phasenprophylaktischen** Lithiumbehandlung auf die hypomanische Symptomatik.

Kognitive Verhaltenstherapie

In einer Studie wies die KVT-Gruppe im Vergleich zur Kontrollgruppe zu mehreren Messzeitpunkten der ersten zwölf Monate **signifikant** günstigere Werte auf. Die Werte der Skala »**Mania Rating Scale**« waren in beiden Gruppen über den gesamten Zeitraum gering, sie unterschieden sich nach dreißig Monaten signifikant, nicht jedoch nach sechs, zwölf, 18 und 24 Monaten. Im Gegensatz zur Kontrollgruppe zeigte die KVT-Gruppe in einer weiteren Studie eine signifikante Reduktion der Werte auf der Subskala Aktivität der »**Internal State Scale**«, die unter anderem Gedankenrasen, Ruhelosigkeit und Impulsivität erfasst. Es finden sich in den Publikationen keine Angaben zu unerwünschten Wirkungen.

Familienfokussierte Therapie

Eine kontrollierte Studie zeigte keinen **signifikanten** Unterschied hinsichtlich der Maniewerte auf der SADS-C-Skala. Nach 24 Monaten gab es einen Trend dahingehend, dass Betroffene mit einer Familienfokussierten Therapie weniger hypomanische Symptome zeigten als die Kontrollgruppe. Es fanden sich auch keine Angaben zu unerwünschten Wirkungen.

Zusammenfassung

Durch begleitende psychotherapeutische Maßnahmen bei Betroffenen mit hypomanischer Symptomatik nach einer akuten Episode oder im Verlauf der Erkrankung konnte in den vorliegenden Studien zum Teil eine Reduktion der Schwere und Dauer der hypomanischen Symptomatik erreicht werden.

Empfehlung: Psychotherapie Manie – Therapie-Manie 27	Empfehlungsgrad
Bei leichten Manien und Hypomanien kann eine Psychotherapie (Kognitive Verhaltenstherapie, **Psychoedukation**, familienfokussierte Behandlung) angeboten werden, um positive Effekte auf die Dauer und Intensität der Symptome zu erzielen, indem gemeinsam verhaltensnahe Maßnahmen erarbeitet werden (z. B. konkrete tagesbezogene Aktivitätenpläne, klare Tagesstruktur, eindeutige und umrissene Zielvereinbarungen).	**0**

Psychotherapie bei akuten gemischten Episoden

Hinsichtlich akuter gemischter Episoden liegt keine **Evidenz** vor, da in keiner Studie mit ausreichend hoher Qualität die Auswertungen auf das Ausmaß der gemischten Symptomatik abzielen.

Als Indikatoren für potenzielle Effekte von Psychotherapie auf gemischte Symptome könnten nur Indikatoren wie z. B. das Ausmaß **affektiver** Symptome oder Summenwerte aus Depressions- und Manieskalen herangezogen werden. Allerdings werden in keiner der vorliegenden Studien Betroffene mit akut gemischter Symptomatik getrennt analysiert.

Statement: Psychotherapie Mischphase – Therapie-Manie 28	Empfehlungsgrad
Die Frage, ob eine psychotherapeutische Behandlung bei der Behandlung einer gemischten Episode im Rahmen einer Bipolaren Störung wirksam ist, kann aufgrund der mangelnden **Evidenz** zu dieser Fragestellung nicht beantwortet werden.	**Statement**

Nichtmedikamentöse somatische Therapieverfahren

Elektrokonvulsionstherapie

In Studien wurde die Wirksamkeit einer bifrontalen (beidseitigen) Stimulation mit der etablierten Stimulation bei 28 oder 36 Betroffenen verglichen und erwies sich als mindestens gleich gut wirksam. Es gab keine **signifikanten** Unterschiede im kognitiven Funktionsvermögen am Ende der Studien.

Empfehlung: Elektrokonvulsionstherapie – Therapie-Manie 29	Empfehlungsgrad
Elektrokonvulsionstherapie (EKT) kann zur Behandlung schwerer manischer Episoden durchgeführt werden. Limitierende Faktoren: Diese Empfehlung basiert nicht auf placebokontrollierten Studienergebnissen. Häufige Nebenwirkungen sind mögliche Kopfschmerzen und vorübergehende kognitive Beeinträchtigungen. Schwerwiegende Nebenwirkungen sind die Risiken der Narkose.	0

Empfehlung: Elektrokonvulsionstherapie – Therapie-Manie 30	Empfehlungsgrad
Elektrokonvulsionstherapie (EKT) sollte bei den seltenen Fällen, in denen eine **pharmakotherapieresistente** manische Episode vorliegt, durchgeführt werden. Limitierende Faktoren: Diese Empfehlung basiert nicht auf placebokontrollierten Studienergebnissen. Häufige Nebenwirkungen sind mögliche Kopfschmerzen und vorübergehende kognitive Beeinträchtigungen. Schwerwiegende Nebenwirkungen sind die Risiken der Narkose.	B

Empfehlung: Elektrokonvulsionstherapie – Therapie-Manie 31	Empfehlungsgrad
Neben der **obligaten** Aufklärung und Einwilligung der Patienten oder des gesetzlichen Vertreters zur **Elektrokonvulsionstherapie** (EKT) sollen, im Falle des Einverständnisses der Patienten, Angehörige ebenfalls hinzugezogen werden, ein gemeinsamer Konsens ist anzustreben.	KKP

Neuere Hirnstimulationsverfahren

Es gibt keine Studien zur **repetitiven transkraniellen Magnetstimulation** (rTMS) und **Vagusnervstimulation** (VNS), die in die Bewertung eingeschlossen werden konnten.

Statement: neuere Hirnstimulationsverfahren – Therapie-Manie 32	Empfehlungsgrad
Die **invasiven** (Vagusnervstimulation [VNS], tiefe Hirnstimulation [THS]) und die neuen nichtinvasiven Hirnstimulationsverfahren (repetitive transkranielle Magnetstimulation [rTMS], transkranielle Gleichstromstimulation [tDCS]) sind in der Behandlung von Manien derzeit noch als experimentelle Verfahren anzusehen.	**Statement**

Statement: neuere Hirnstimulationsverfahren – Therapie-Manie 33	Empfehlungsgrad
Zu den **invasiven** (VNS, THS) und neuen nichtinvasiven Hirnstimulationsverfahren (rTMS, tDCS) liegen keine ausreichenden bzw. inkonsistente empirische Belege in der Behandlung von Manien vor.	**Statement**

Lichttherapie

Die Lichttherapie wurde entsprechend ihres Wirkmechanismus bei Manien nicht eingesetzt und nicht in Studien untersucht.

Statement: Lichttherapie – Therapie-Manie 34	Empfehlungsgrad
Es liegen keine Studienergebnisse und keine hinreichende klinische Erfahrung zur Lichttherapie bei manischen Episoden vor.	**Statement**

Wachtherapie

Es lagen keine Studienergebnisse für den sinnvollen Einsatz bzw. zur Wirksamkeit von Schlafentzug bei Manie vor.

Empfehlung: Wachtherapie – Therapie-Manie 35	**Empfehlungsgrad**
Abratend: Ein therapeutischer Schlafentzug kann eine manische Symptomatik hervorrufen bzw. unterhalten und ist bei (Hypo-)Manie **kontraindiziert**.	**KKP**

Unterstützende Therapieverfahren

Als unterstützende Therapieverfahren gelten zum Beispiel eine Entspannungs- und Bewegungstherapie sowie Ergo- und künstlerische Therapien. Die vorhandenen Effizienzstudien beziehen sich häufig auf sogenannte »schwere psychische Erkrankungen«, die unter anderem Betroffene mit Bipolaren Störungen miteinschließen.

Speziell zur Ergotherapie bei Betroffenen in manischen Phasen wurde eine kontrollierte Studie gefunden, wobei jedoch die sehr kleine Fallzahl keine verwertbare weitere Auswertung zuließ.

Phasenspezifische Behandlung der akuten Depression

Medikamentöse Therapie

Unterschiede zwischen unipolarer und bipolarer Depression

Erst in der jüngeren Vergangenheit werden getrennte Studien für bipolare und unipolare **Depressionen** durchgeführt. Die Therapie der unipolaren Depression ist hierbei aber deutlich umfangreicher untersucht. In der klinischen Praxis werden daher häufig Therapiestrategien auf bipolare Depressionen übertragen, die nur für unipolar erkrankte Betroffene ausreichend untersucht sind. Ferner wird nicht in allen Studien zwischen depressiven Episoden bei **Bipolar-I-** und **Bipolar-II-**Verläufen unterschieden, obwohl vor allem bei Bipolar-I-Verläufen (mit voll ausgeprägten Manien) und weniger bei Bipolar-II-Verläufen ein Umschlagen der Depression in eine manische Phase unter der medikamentösen Behandlung gefürchtet wird.

Die Entwicklung und systematische Überprüfung spezieller Therapieansätze für depressive Episoden im Verlauf Bipolarer Störungen scheint aber erforderlich, da relevante Unterschiede zwischen unipolaren und bipolaren Depressionen bzw. den Erkrankungen selbst bestehen.

Therapieziele/Therapieabschnitte

Als Ziel der medikamentösen Behandlung bipolar depressiver Episoden muss die Akuttherapie von der **Rezidivprophylaxe** abgegrenzt werden. Die Akuttherapie dauert bis zur relevanten Besserung der akuten Krankheitsepisode. Aufgrund des unterschiedlich prompten Ansprechens auf die Akutbehandlung kann keine typische Zeitdauer angegeben werden.

Innerhalb der Akuttherapie können verschiedene Therapieziele abgegrenzt werden. Dies muss insbesondere bei der Interpretation der verfügbaren Studien berücksichtigt werden, die unterschiedliche primäre und sekundäre Behandlungsziele untersuchen. **Response** wird zumeist als ein relevanter Rückgang der depressiven Symptomatik unter der Behandlung definiert, zum Beispiel als eine mindestens fünfzigprozentige Reduktion auf der verwendeten Depressionsschweregradskala. **Remission** hingegen beschreibt das nahezu vollständige Abklingen depressiver Symptome.

Erst in jüngerer Zeit wird betrachtet, dass auch als **remittiert** im Sinne der eben genannten Definition geltende Betroffene häufig anhaltende Schwierigkeiten in der vollständigen Wiederaufnahme ihres Lebensalltags (zum Beispiel Berufstätigkeit, familiäre Aufgaben) haben. Die vollständige funktionelle Genesung wird daher inzwischen als ein noch weiter gefasstes Ziel verstanden und kann der symptomatischen Genesung (Remission) um Monate hinterherhinken. So lässt sich verstehen, dass, obwohl keine oder nur minimal depressiven Symptome noch vorhanden sind, die Belastbarkeit, Konzentration und Ausdauer noch länger eingeschränkt sein können. In einigen Fällen gilt es, das individuelle Kompensationsvermögen so weit zu fördern, dass eine Teilhabe an allen wichtigen Lebensbereichen möglich ist.

Der für die Therapie der unipolaren Depression eingeführte Begriff der »Erhaltungstherapie« ist für die bipolare Depression nicht etabliert und auch nicht geeignet. Er wird daher in dieser Leitlinie nicht verwendet. In der Behandlung der unipolaren Depression wird hierunter ein zirka vier- bis neunmonatiger Zeitraum verstanden, der sich ab dem Zeitpunkt der Remission an die Akuttherapie anschließt und durch ein besonders hohes Risiko eines frühen **Rezidivs** gekennzeichnet ist.

In der Behandlung der unipolaren Depression ist etabliert, dass im Zeitraum der Erhaltungstherapie die zur Remission führende Medikation unverändert fortgeführt werden soll, da unterstellt wird, dass die initiale Krankheitsphase noch fortbesteht und lediglich durch die Medikation unterdrückt ist. Dieses Konzept ist jedoch nicht ohne Weiteres auf die Behandlung bipolarer Depressionen übertragbar, da bei Bipolaren Störungen

- prospektive kontrollierte Studien zu dieser Frage fehlen,
- bei der Fortführung der antidepressiven medikamentösen Therapie das Risiko der Entstehung einer **Manie** bedacht werden muss und
- es Hinweise darauf gibt, dass die Krankheitsphasen bei Bipolaren Störungen ein besser abgrenzbares, eindeutiges Ende haben.

Allgemeine (substanzunabhängige) Empfehlungen zur medikamentösen Therapie bipolarer Depressionen

Wie bei jeder medikamentösen Therapie sind auch bei der medikamentösen Behandlung einer bipolaren **Depression** grundsätzliche Aspekte zu beachten. Diese betreffen unter anderem die Frage nach der **Indikation** und die systematische Überprüfung von Wirkung und Verträglichkeit. Da sich Erkenntnisse aus kontrollierten Studien zumeist auf spezifische Medikamente beziehen, wurden die nachfolgenden allgemeinen Empfehlungen überwiegend als **klinische Konsenspunkte** (KKP) verabschiedet.

Empfehlung: medikamentöse Behandlung – Therapie-Depression 1	Empfehlungsgrad
Bei der Auswahl eines **Pharmakons** für die Akutbehandlung einer bipolaren Depression sollte dessen Eignung für die (**phasenprophylaktische**) Langzeitbehandlung mitbedacht werden, da bei den meisten Patienten mit **bipolar-affektiver** Erkrankung eine **Indikation** für eine phasenprophylaktische Langzeitmedikation besteht (siehe Abschnitt **Phasenprophylaxe**).	KKP

Empfehlung: medikamentöse Behandlung – Therapie-Depression 2	Empfehlungsgrad
Bei der **Indikation** für die medikamentöse Behandlung einer bipolaren Depression ist der Schweregrad der depressiven Episode zu berücksichtigen.	**KKP**

Empfehlung: medikamentöse Behandlung – Therapie-Depression 3	Empfehlungsgrad
Bei einer leichten depressiven Episode besteht nur in Ausnahmefällen die **Indikation** zu einer depressionsspezifischen Pharmakotherapie, da hier Risiken und Nebenwirkungen den erhofften Nutzen überwiegen. **Psychoedukation**, psychotherapeutische Interventionen im engeren Sinne, Anleitung zum **Selbstmanagement** und Einbeziehung von **Selbsthilfegruppen** stehen im Vordergrund.	**KKP**

Statement: medikamentöse Behandlung – Therapie-Depression 4	Empfehlungsgrad
Für eine akut **antidepressive** Pharmakotherapie bei einer leichten depressiven Episode können u. a. sprechen: • Wunsch/Präferenz des Patienten; • positive Erfahrung des Patienten mit gutem Ansprechen auf eine medikamentöse Therapie in der Vergangenheit; • Fortbestehen von Symptomen nach anderen Interventionen; • Episoden mittelgradiger oder schwerer Depression in der Vorgeschichte des Patienten; • rasche Symptomprogredienz als Hinweis auf eine sich möglicherweise entwickelnde schwere depressive Episode; • psychiatrische **Komorbidität**	**Statement**

Empfehlung: medikamentöse Phasenprophylaxe – Therapie-Depression 5	**Empfehlungsgrad**
Wenn bei einem Patienten mit einer akuten bipolaren Depression eine **Phasenprophylaxe** besteht, dann ist es sinnvoll, diese bezüglich Dosis und ggf. Serumspiegel zu optimieren. Besteht keine Phasenprophylaxe, ist es sinnvoll, zu prüfen, ob eine **Indikation** besteht und diese ggf. in der akuten depressiven Phase zu beginnen.	**KKP**

Statement: medikamentöse Behandlung – Therapie-Depression 6	**Empfehlungsgrad**
Bei einer mittelgradigen **Episode** einer bipolaren Depression stellt die depressionsspezifische pharmakotherapeutische Behandlung eine wesentliche Option dar.	**Statement**

Empfehlung: medikamentöse Behandlung – Therapie-Depression 7	**Empfehlungsgrad**
Eine schwere **Episode** einer bipolaren Depression sollte **pharmakotherapeutisch** behandelt werden (siehe spezifische Empfehlungen und **Therapiealgorithmus**).	**KKP**

Empfehlung: Gesprächsintervalle – Therapie-Depression 8	**Empfehlungsgrad**
In den ersten vier Wochen der **pharmakologischen** Behandlung einer akuten bipolaren Depression sind Untersuchung und Gespräch mit dem Patienten mindestens wöchentlich angeraten, um Risiken und Nebenwirkungen der Pharmakotherapie zu erkennen, den Erfolg der eingeleiteten Maßnahmen beurteilen zu können und die Zusammenarbeit zwischen Patient und Arzt zu verbessern. Danach sind Intervalle von zwei bis vier Wochen, nach drei Monaten bei ausreichender Stabilität eventuell längere Intervalle möglich. Je nach klinischer Situation können häufigere Frequenzen notwendig sein.	**KKP**

Empfehlung: Verlaufskontrolle – Therapie-Depression 9	Empfehlungsgrad
Nach drei bis vier Wochen sollte eine genaue Wirkungsprüfung das Ausmaß des noch bestehenden depressiven Syndroms mit der Ausgangsschwere zu Beginn der Pharmakotherapie vergleichen. Hiervon sollte abhängig gemacht werden, ob ein Wechsel oder eine Ergänzung der Behandlungsstrategie **indiziert** ist oder nicht (siehe **Therapiealgorithmus**).	**KKP**

Empfehlung: Non-Response – Therapie-Depression 10	Empfehlungsgrad
In der Behandlung einer bipolaren Depression ist bei Substanzen, für die ein therapeutischer Serumspiegelbereich etabliert ist, die Maßnahme der ersten Wahl, wenn **Non-Response** festgestellt wurde, die Überprüfung des Serumspiegels. Dieses ist auch hilfreich zur Einschätzung der Einnahmeregelmäßigkeit.	**KKP**

Wird unter einer medikamentösen Therapie, die zur Akutbehandlung einer bipolaren Depression begonnen wurde, eine **Remission** der depressiven Symptomatik erreicht, so stellt sich die Frage, wie lange diese depressionsspezifische Medikation (zusätzlich zu einer gegebenenfalls ohnehin **indizierten phasenprophylaktischen** Medikation) zur Vorbeugung einer raschen Wiederkehr der depressiven Symptomatik unverändert fortgeführt werden soll.

Empfohlen wird eine Entscheidung nach Abwägung individueller Gesichtspunkte. Für eine mehrmonatige unveränderte Fortführung der zur Remission führenden Medikation spricht es,

- wenn es sich um eine schwere depressive Phase gehandelt hat,
- wenn Betroffene bereits an mehreren schweren depressiven Episoden erkrankt waren,
- wenn die depressive Episode mit psychotischer Symptomatik, **Suizidalität** oder anderer akuter Gefährdung einherging,
- wenn Betroffene in der Vorgeschichte von einer längeren Fortführung der antidepressiven medikamentösen **Therapie** profitiert haben,
- oder wenn die zur **Remission** führende Medikation keine **Antidepressiva** (von denen am ehesten eine **Manie** ausgelöst werden kann) beinhaltete.

Gegen eine mehrmonatige Fortführung der Medikation und somit für ein baldiges ausschleichendes Absetzen mit Übergang in Fortführung einer phasenprophylaktischen Therapie spricht es,

- wenn in der **Anamnese** der Betroffenen schwere Manien oder gemischte Episoden bekannt sind,
- wenn die aktuelle Medikation ein Medikament mit einem erhöhten **Switch-Risiko** beinhaltet,
- wenn die genaue Untersuchung bereits Symptome zeigt, die auf eine Manie oder Hypomanie hinweisen,
- wenn ein **Rapid Cycling** aktuell oder in der Anamnese bekannt ist.

Pharmaka zur Behandlung bipolarer Depressionen

Zur Behandlung bipolarer Depressionen wurden Medikamente aus den Substanzklassen **Antidepressiva**, **Stimmungsstabilisierer**, Antipsychotika der zweiten Generation und **Phytotherapeutika** systematisch untersucht. Im Folgenden werden die Wirkstoffe pro Wirkstoffgruppe bzw. Wirkmechanismus alphabetisch geordnet dargestellt.

Antidepressivum in Monotherapie

In mehreren Studien ist es nicht gelungen, eine eindeutige Überlegenheit der **Monotherapie** mit **Antidepressiva** gegenüber **Placebo** zu belegen. Es zeigten sich jedoch vermehrt Nebenwirkungen. **Placebokontrollierte** Ergebnisse liegen nur für die antidepressiven Substanzen Fluoxetin (positiv), Paroxetin (negativ) und Agomelatin (negativ) vor.

Statement: Monotherapie in Antidepressivum – Therapie-Depression 11	Empfehlungsgrad
Die Datenlage erlaubt **keine** klare Empfehlung dahingehend, ob in der Akutbehandlung einer bipolaren Depression ein **Antidepressivum** in **Monotherapie** gegeben werden kann oder nicht.	Statement

Statement: Antidepressiva – Therapie-Depression 12	Empfehlungsgrad
Auf Basis direkt vergleichender Studien kann in der Gruppe der **Antidepressiva** im Hinblick auf die Wirksamkeit **keine** Empfehlung für ein bestimmtes Präparat zur Akutbehandlung einer bipolaren Depression gegeben werden.	Statement

Statement: Umschlagrisiko – Therapie-Depression 13	Empfehlungsgrad
Im Verlauf einer bipolaren Depression kann es zum relativ plötzlichen Umschlagen der Symptomatik in eine manische oder gemischte **Episode** kommen. Es ist unklar, welchen Anteil am Risiko eines solchen Umschlagens die Gabe von **Antidepressiva** überhaupt, die Wahl des Wirkstoffs und die Dauer der Behandlung sowie prädisponierende Faktoren des Patienten haben.	**Statement**

Statement: Umschlagrisiko – Therapie-Depression 14	Empfehlungsgrad
Die verfügbare Datenlage spricht dafür, dass die Behandlung einer bipolaren Depression mit Fluoxetin, Paroxetin oder Bupropion nicht mit einem erhöhten Risiko für ein Umschlagen der Symptomatik in eine Manie oder gemischte **Episode** einhergeht.	**Statement**

Der Vergleich der Substanzklassen und Wirkstoffe bezüglich ihres Umschlagsrisikos gegenüber **Placebo** und untereinander zeigt folgende Ergebnisse:

Statement: Umschlagrisiko – Therapie-Depression 15	Empfehlungsgrad
Die verfügbare **Evidenz** legt ein erhöhtes Risiko des Umschlagens einer bipolaren Depression in eine manische oder gemischte **Episode** unter einer Behandlung mit **trizyklischen Antidepressiva** im Vergleich zu **Placebo** nahe.	**Statement**

Empfehlung: Umschlagrisiko – Therapie-Depression 16	Empfehlungsgrad
Trotz der erwähnten Unsicherheit sollten mit Blick auf das Risiko eines Umschlagens einer bipolaren Depression in eine manische oder gemischte **Episode** SSRI (positive Ergebnisse liegen für Fluoxetin und Sertralin vor) gegenüber Venlafaxin und **trizyklischen Antidepressiva** sowie Bupropion gegenüber Venlafaxin bevorzugt werden.	**B**

Empfehlung: trizyklische Antidepressiva – Therapie-Depression 17	Empfehlungsgrad
Bei der Abwägung, ob zur Akutbehandlung einer bipolaren Depression ein trizyklisches **Antidepressivum** eingesetzt werden soll, ist es wichtig, dass folgende individuelle Aspekte berücksichtigt werden: • Patientenpräferenz nach umfassender Aufklärung und Information • Risiko für **Switch** höher bei höherer Anzahl und höherem Schweregrad bisheriger Manien oder gemischter Episoden • Manieinduktion unter Antidepressiva in der **Behandlungsanamnese** • Bisherige Wirksamkeit und Verträglichkeit trizyklischer Antidepressiva • Vorerfahrungen mit und Verfügbarkeit von Behandlungsalternativen • **Komorbidität** des Patienten, die eine Medikation mit einem trizyklischen Antidepressivum zum Risiko macht (s. allgemeine Einleitung zu den Medikamenten).	**KKP**

Antidepressiva in Kombinationstherapie

Antidepressivum mit Stimmungsstabilisierer

In mehreren Studien ist es nicht gelungen, eine eindeutige Überlegenheit der Kombination aus **Antidepressivum** plus **Stimmungsstabilisierer** gegenüber **Placebo** plus Stimmungsstabilisierer zu belegen. Es zeigten sich jedoch vermehrt Nebenwirkungen.

Antidepressivum mit Antipsychotikum der 2. Generation

Es wurde in Studien für verschiedene Wirkstoffe eine überlegene Wirkung gegenüber **Placebo** gezeigt.

Monotherapie mit Antidepressivum vs. Monotherapie mit Stimmungsstabilisierer

Statement: **Monotherapie Antidepressivum/Stimmungsstabilisierer – Therapie-Depression 18**	**Empfehlungsgrad**
Aufgrund der spärlichen Datenlage zum Vergleich von **Antidepressiva** und **Stimmungsstabilisierern** in der **Monotherapie** kann **keine** Empfehlung bezüglich einer Bevorzugung einer der Klassen gegeben werden.	**Statement**

Empfehlung: Venlafaxin vs. Lithium – Therapie-Depression 19	**Empfehlungsgrad**
Lediglich bei Patienten mit einer Depression im Rahmen einer **Bipolar-II-Erkrankung** kann auf der Grundlage einer einzelnen Studie Venlafaxin bei Hinweisen auf eine stärkere Wirksamkeit gegenüber Lithium bevorzugt werden.	**0**

Kombinationsbehandlungen bzw. zusätzliche Gabe einer zweiten Substanz

Statement: **medikamentöse Kombibehandlung – Therapie-Depression 20**	**Empfehlungsgrad**
Medikamentöse Kombinationsbehandlungen der bipolaren Depression sind trotz großer Praxisrelevanz bislang nur unzureichend untersucht, sodass **keine** Empfehlung formuliert werden kann.	**Statement**

Statement: weitere Stimmungsstabilisierer – Therapie-Depression 21	Empfehlungsgrad
Bei Patienten mit bipolarer Depression, die bereits mit einem **Stimmungsstabilisierer** vorbehandelt sind, wurde nur in einer Studie mit methodischen Mängeln die zusätzliche Gabe eines weiteren Stimmungsstabilisierers (Lithium bzw. Valproinsäure) mit der eines **Antidepressivums** (Paroxetin) zur Akutbehandlung einer bipolaren Depression verglichen. Auf der Grundlage dieser spärlichen Daten kann **keine** Empfehlung für die Bevorzugung eines zusätzlichen (zweiten) Stimmungsstabilisierers gegenüber der eines zusätzlichen Antidepressivums gegeben werden.	**Statement**

Stimmungsstabilisierer in Mono- oder Kombinationstherapie

Carbamazepin

Carbamazepin war bezüglich des Therapieansprechens und des Rückgangs der Schwere der Symptome deutlich besser als die Behandlung mit einem **Placebo**.

Empfehlung: Carbamazepin – Therapie-Depression 22	Empfehlungsgrad
Carbamazepin kann zur Akutbehandlung einer bipolaren Depression eingesetzt werden. Limitierende Faktoren: **Off-Label-Use**: Carbamazepin ist nicht zur Akutbehandlung einer bipolaren Depression zugelassen. Mögliche Nebenwirkungen, insbesondere **Sedierung** und hohes **Interaktionsrisiko**, sind zu beachten	**0**

Lamotrigin

Für ambulante **Bipolar-I**-Betroffene ohne **Rapid Cycling** konnte die Wirksamkeit einer Lamotrigin-**Monotherapie** in einer Dosierung von 200 mg/d zur Behandlung der bipolaren Depression gezeigt werden, wenngleich nicht in allen Erhebungsinstrumenten. Für eine niedrigere Dosierung von 50 mg/d konnte die Wirksamkeit nicht eindeutig bewiesen werden. Insgesamt gesehen zeigte sich eine gute Verträglichkeit der Lamotrigin-Behandlung.

Im Vergleich zu Lamotrigin war Lithium bei ambulanten **Bipolar-II**-Betroffene vergleichbar gut wirksam. Die Rate unerwünschter Wirkungen war höher in der Lithiumgruppe, die Rate von Studienabbrüchen aufgrund der unerwünschten Wirkungen war in den Gruppen gleich.

Empfehlung: Lamotrigin – Therapie-Depression 23	Empfehlungsgrad
Lamotrigin kann zur Akutbehandlung einer bipolaren Depression eingesetzt werden, jedoch ist zu bedenken, dass aufgrund des Erfordernisses des sehr langsamen **Aufdosierens** eine Wirkung erst nach mehreren Wochen zu erwarten ist. Limitierende Faktoren: **Off-Label-Use**: Lamotrigin ist nicht zur Akutbehandlung der bipolaren Depression zugelassen.	**0**

Lithium

In einer Studie war Lithium in **Monotherapie** nicht **signifikant** wirksamer als **Placebo** und signifikant schlechter als Quetiapin in Monotherapie. In zwei Studien zeigte sich Lithium sogar weniger gut antidepressiv wirksam als Venlafaxin, vergleichbar gut wirksam wie Lamotrigin. Die Rate unerwünschter Wirkungen inklusive **Switches** in die Manie war bei Venlafaxin und Lamotrigin in Monotherapie vergleichbar.

Empfehlung: Lithium – Therapie-Depression 24	Empfehlungsgrad
Abratend: Lithium kann als alleinige Medikation **nicht** zur Akutbehandlung einer bipolaren Depression empfohlen werden.	**0**

Valproat

Valproinsäure wurde in verschiedenen Studien als Kombinationspartner zu anderen **Pharmaka** zur Behandlung bipolarer Depressionen verwendet, überwiegend zum Schutz vor einem Umschlagen in eine Manie. Da in diesen Studien aber die Teilnehmenden in allen Studienarmen Valproinsäure erhielten, lassen sich hieraus keine Erkenntnisse zur Wirksamkeit von Valproinsäure allein gegen Depression ableiten.

Empfehlung: Valproinsäure – Therapie-Depression 25	Empfehlungsgrad
Abratend: Valproinsäure kann **nicht** zur Akutbehandlung einer bipolaren Depression empfohlen werden, da Hinweise auf eine akut-antidepressive Wirkung fehlen.	0

Stimmungsstabilisierer in Kombination

Die Kombination von Lithium und Lamotrigin zeigte in einer Studie eine bessere Wirksamkeit als Lithium allein. Die Kombination von Lamotrigin und Lithium war bezüglich der Reduktion depressiver Symptome **signifikant** wirksamer als Lithium und **Placebo**. Die Verträglichkeit der Kombination Lamotrigin und Lithium war insgesamt gut. Die Studienlage ist mit einer einzigen Studie aber stark limitiert und eine Reproduktion der Ergebnisse erscheint erforderlich, bevor eine eindeutige Empfehlung ausgesprochen werden kann.

Antipsychotika der 2. Generation in Mono- und Kombinationstherapie

Aripiprazol

Die Gabe von Aripiprazol als **Monotherapie** war nicht besser antidepressiv wirksam als **Placebo**, war aber mit mehr unerwünschten Wirkungen und Studienabbrüchen verbunden.

Empfehlung: Aripiprazol – Therapie-Depression 26	Empfehlungsgrad
Abratend: Aripiprazol kann derzeit **nicht** zur Akutbehandlung einer bipolaren Depression empfohlen werden.	0

Lurasidon

Lurasidon ist ein relativ neues Antipsychotikum der zweiten Generation, das von der US-amerikanischen Arzneimittelbehörde Food and Drug Administration (FDA) zur Behandlung der Schizophrenie und bipolaren Depression zugelassen wurde, von der Europäischen Arzneimittelbehörde (EMA, englisch European Medicines Agency) bislang nur zur Behandlung der Schizophrenie. Die Effektivität und das Sicherheitsprofil von Lurasidon bei der Behandlung von Betroffenen mit einer depressiven Episode einer **Bipolar-I-Störung** wurde in zwei großen, **randomisiert placebokontrollierten** Studien untersucht und es wurde eine bessere Wirksamkeit gegenüber **Placebo** gezeigt.

Empfehlung: Lurasidon – Therapie-Depression 27	Empfehlungsgrad
Lurasidon sollte allein oder zusätzlich zu Lithium oder Valproat in der Behandlung der bipolaren Depression eingesetzt werden. Limitierende Faktoren: Lurasidon ist in Deutschland nicht zugelassen.	B

Olanzapin

In zwei **placebokontrollierten** Studien wurde für **Bipolar-I**-Betroffene die Wirksamkeit einer Olanzapin-**Monotherapie** in einer Dosierung von 5–20 mg/d zur Behandlung einer bipolaren Depression nachgewiesen. Gegenüber der Kombinationsbehandlung Fluoxetin/Olanzapin war die Monotherapie jedoch in beiden Ergebnissen (MADRS-Gesamtscore, Lebensqualität) **signifikant** weniger gut wirksam.

Insgesamt gesehen zeigte sich eine gute Verträglichkeit der Olanzapin-Behandlung (jedoch bei insgesamt hoher Studienabbruchrate). Bei einer Olanzapin-Monotherapie in der obigen Dosierung kann im Vergleich zu Placebo von keinem erhöhten **Switch-Risiko** in eine Manie ausgegangen werden.

Empfehlung: Olanzapin – Therapie-Depression 28	Empfehlungsgrad
Olanzapin kann in **Monotherapie** zur Akutbehandlung der bipolaren Depression eingesetzt werden. Die Wirksamkeit konnte bei **Bipolar-I**-Patienten nachgewiesen werden. Limitierende Faktoren: **Off-Label-Use**: Olanzapin ist nicht zur Akutbehandlung einer bipolaren Depression zugelassen. Das häufigere Auftreten einer **signifikanten** Gewichtszunahme und die damit assoziierten Risiken müssen beachtet werden.	0

Quetiapin

In den beiden **randomisierten**, doppelt verblindeten und **placebokontrollierten** Studien wurde für ambulante **Bipolar-I-** oder **Bipolar-II-**Betroffene mit oder ohne **Rapid-Cycling-Verlauf** die Wirksamkeit einer Quetiapin-**Monotherapie** in den Dosierungen von 300 mg/d und 600 mg/d zur Behandlung der bipolaren Depression nachgewiesen. Die Wirksamkeit war in den beiden Dosierungen von Quetiapin vergleichbar.

In der Analyse von Untergruppen wurde gezeigt, dass vor allem Bipolar-I-Betroffene von einer Therapie mit Quetiapin bei bipolarer Depression profitieren. Für Bipolar-II-Betroffene konnte nach acht Wochen für Quetiapin kein statistisch **signifikanter** Unterschied zu **Placebo** nachgewiesen werden.

Insgesamt gesehen zeigte sich eine relativ gute Verträglichkeit der Quetiapin-Monotherapie, jedoch ergab sich ein deutlicher Anstieg der Nebenwirkungen mit höherer Dosierung des Quetiapins. Ein höheres **Switch-Risiko** in die behandlungsbedürftige Manie konnte für die Quetiapin-Monotherapie in keiner Dosierung nachgewiesen werden.

Bezüglich der Veränderung der Lebens- und Schlafqualität der Betroffenen gibt es Hinweise dafür, dass diese unter Quetiapin stärker verbessert werden als unter Placebo.

Empfehlung: Quetiapin – Therapie-Depression 29	Empfehlungsgrad
Quetiapin soll als **Monotherapie** zur Akutbehandlung einer bipolaren Depression eingesetzt werden. Limitierende Faktoren: Mögliche Arzneimittelnebenwirkungen wie **Sedierung**, **extrapyramidale Nebenwirkungen** und Gewichtszunahme müssen berücksichtigt werden.	A

Cariprazin

Da Cariprazin nicht zur Behandlung Bipolarer Störungen zugelassen ist und da die Zulassung (zur Schizophreniebehandlung) in Deutschland erst nach dem Abschluss des Konsensusprozesses für diese Leitlinie erfolgte, konnte keine Empfehlung zum Einsatz von Cariprazin zur Behandlung der bipolaren Depression ausgesprochen werden. Mittlerweile ist die Datenlage zu Cariprazin bei der bipolaren Störung gut. In einer aktuellen Metaanalyse zeigte sich Cariprazin als eine sichere und wirksame Behandlungsoption bei der

Bipolar-I-Störung. Tagesdosen von 1,5–3 mg waren auch bei der bipolaren Depression wirksam, allerdings mit geringer Effektstärke (Wirkung) im Vergleich zur Behandlung manischer oder gemischter Episoden.

Ziprasidon

Die Gabe von Ziprasidon, zusätzlich zu einem **Stimmungsstabilisierer**, war in Studien nicht besser antidepressiv wirksam als **Placebo**.

Empfehlung: Ziprasidon – Therapie-Depression 30	Empfehlungsgrad
Abratend: Ziprasidon (in Kombination mit einem **Stimmungsstabilisierer***) sollte **nicht** zur Akutbehandlung einer bipolaren Depression eingesetzt werden.	B

*untersucht wurden Lamotrigin, Lithium, Valproat

Armodafinil

Armodafinil (R-Modafinil) ist ein Arzneimittel aus der Gruppe der **Psychostimulanzien**, der sich in der Molekülstruktur von den amphetaminartigen Stimulanzien allerdings deutlich unterscheidet.

Da die Studienlage widersprüchlich ist, in den positiven Studien nur ein schwacher Effekt gefunden wurde, und da Armodafinil in Deutschland nicht zur Behandlung Bipolarer Störungen zugelassen ist, sollte Armodafinil nicht in der Routinebehandlung der bipolaren Depression eingesetzt werden.

Empfehlung: Armodafinil – Therapie-Depression 31	Empfehlungsgrad
Abratend: Armodafinil zusätzlich zu einer stimmungsstabilisierenden Behandlung* kann **nicht** in der Behandlung der bipolaren Depression empfohlen werden. Limitierende Faktoren: Armodafinil ist in Deutschland nicht zur Behandlung bipolarer Erkrankungen zugelassen.	0

*ein oder zwei der folgenden Substanzen: Lithium, Valproat, Olanzapin, Aripiprazol, Risperidon, Lamotrigin oder Ziprasidon (Ziprasidon nur in Kombination mit Lithium oder Valproat)

Psychotherapie

Von Bipolaren Störungen Betroffene suchen vor allem im Rahmen einer akuten depressiven Phase nach psychotherapeutischer Hilfe. Eine effiziente Psychotherapie sollte dabei phasenübergreifend gestaltet werden, d. h. fokussiert je nach Zustand der Betroffenen eher auf aktuelle Symptome und deren Bewältigung oder eher auf die einen Rückfall vermeidenden Aspekte.

Einfache Psychoedukation/ausführliche und interaktive Psychoedukation

Obwohl im stationären Alltag **psychoedukative** Maßnahmen oft bereits zum Einsatz kommen, wenn Betroffene durchaus noch symptomatisch sind, ist unklar, was hier während einer akuten **Depression** erreicht werden kann.

Kognitive Verhaltenstherapie

Etliche Studien zur Kognitiven Verhaltenstherapie (KVT) untersuchten, ob zusätzlich zur Prävention von Rückfällen auch Veränderungen in der depressiven Symptomatik erzielt werden, die jedoch nicht der Definition einer depressiven **Episode** entsprechen. Dies konnte im Allgemeinen entweder in Selbstbeurteilungen und/oder Fremdbeurteilungen auch aufgezeigt werden. Jedoch wurden nur in einer Studie Betroffene mit bipolarer Depression untersucht. Generell wiesen Betroffene, die KVT erhielten, eine höhere Ansprechrate (»Recoveryrate«) im Vergleich zu einer Kontrollgruppe auf.

Familienfokussierte Therapie

Betroffene, die eine Familienfokussierte Psychotherapie erhielten, wiesen eine höhere Ansprechrate im Vergleich zu einer Kontrollgruppe auf.

Interpersonelle und Soziale Rhythmustherapie

Die Betroffenen, die IPSRT erhielten, wiesen eine höhere Ansprechrate im Vergleich zu einer Kontrollgruppe auf. Nachträgliche Analysen der Studiendaten zeigten keine **signifikanten** (statistisch bedeutsamen) Unterschiede in den **Remissionsraten** zwischen den drei Therapieformen (KVT, Familienfokussierte Therapie, IPSRT).

Empfehlung: Psychotherapieverfahren – Therapie-Depression 32	Empfehlungsgrad
Zur Behandlung akuter depressiver Episoden im Rahmen einer Bipolaren Störung soll eine Psychotherapie angeboten werden. Limitierende Faktoren: Empirische Belege liegen für die Kognitive Verhaltenstherapie (KVT), die Familienfokussierte Behandlung (FFT) und die Interpersonelle und Soziale Rhythmustherapie (IPSRT) vor.	A

Tiefenpsychologisch fundierte Psychotherapie und Psychoanalyse

Zu anderen psychotherapeutischen Verfahren wie z. B. tiefenpsychologisch fundierter Therapie oder Psychoanalyse wurden keine gemäß den hier gesetzten methodischen Anforderungen entsprechenden empirischen Studien gefunden, die die Wirksamkeit im Hinblick auf bipolar depressive **Episoden** untersuchten. Aus diesem Grund kann derzeit keine spezifische Empfehlung im Hinblick auf den Einsatz dieser Verfahren ausgesprochen werden.

Nichtmedikamentöse somatische Verfahren

Elektrokonvulsionstherapie

Die **Elektrokonvulsionstherapie** (EKT) zählt zu den wirksamsten Therapien bei schweren **Depressionen** überhaupt und wirkt auch oft schneller als rein medikamentöse und psychotherapeutische Behandlungen. Das sollte vor allem bei fehlendem Ansprechen auf vorherige Therapieversuche beachtet werden.

Empfehlung: Elektrokonvulsionstherapie – Therapie-Depression 33	Empfehlungsgrad
Die **Elektrokonvulsionstherapie** (EKT) sollte zur Behandlung schwerer depressiver Episoden im Rahmen einer Bipolaren Störung eingesetzt werden. Limitierende Faktoren: Diese Empfehlung basiert auf einer **randomisierten**, aber nicht **placebokontrollierten** Studie mit einem **pharmakologischen** Stufentherapieschema als Vergleichsbedingung sowie auf Studien zu unipolarer Depression. Häufige Nebenwirkungen sind Kopfschmerzen und vorübergehende kognitive Beeinträchtigungen. Schwerwiegende Nebenwirkungen sind die Risiken der Narkose.	**B**

Empfehlung: Elektrokonvulsionstherapie – Therapie-Depression 34	Empfehlungsgrad
Die **Elektrokonvulsionstherapie** (EKT) sollte zur Behandlung therapieresistenter depressiver Episoden im Rahmen einer Bipolaren Störung eingesetzt werden. Limitierende Faktoren: Diese Empfehlung basiert auf einer **randomisierten**, aber nicht **placebokontrollierten** Studie mit einem **pharmakologischen** Stufentherapieschema als Vergleichsbedingung sowie auf Studien bei unipolarer Depression. Häufige Nebenwirkungen sind Kopfschmerzen und vorübergehende kognitive Beeinträchtigungen. Schwerwiegende Nebenwirkungen sind die Risiken der Narkose.	**B**

Zum Einsatz von EKT bei akut lebensbedrohlichen Situationen Akut lebensbedrohliche **Episoden** Bipolarer Störungen sind dadurch gekennzeichnet, dass beispielsweise akute **Suizidalität** auch im Rahmen einer beschützten Station kaum beherrscht werden kann. Einer akuten Gefährdung muss in diesem Rahmen manchmal auch durch längerfristige mechanische Beschränkung (Fixierung) entgegengewirkt werden. Eine weitere typische Akutgefährdung kann durch Nahrungsverweigerung entstehen, die eine Sondenernährung über eine Nasen- oder Bauchsonde erforderlich macht. In diesen Fällen kann die EKT in viel kürzerer Zeit helfen als andere Ansätze.

Empfehlung: Elektrokonvulsionstherapie – Therapie-Depression 35	Empfehlungsgrad
Elektrokonvulsionstherapie (EKT) sollte zur Behandlung lebensbedrohlicher depressiver Episoden im Rahmen einer Bipolaren Störung (z. B. mit Nahrungsverweigerung oder bei akuter **Suizidalität**) durchgeführt werden, die auch im stationären Setting nicht anders beherrschbar sind. Limitierende Faktoren: Häufige Nebenwirkungen sind mögliche Kopfschmerzen und vorübergehende kognitive Beeinträchtigungen. Schwerwiegende Nebenwirkungen sind die Risiken der Narkose.	**KKP**

Neuere Hirnstimulationsverfahren

Repetitive transkranielle Magnetstimulation

Empfehlung: neuere Hirnstimulationsverfahren – Therapie-Depression 36	Empfehlungsgrad
Die hochfrequente **repetitive transkranielle Magnetstimulation** (rTMS) des linken dorsolateralen präfrontalen Cortex (DLPFC) bzw. die deepTMS als Sonderform der rTMS kann bei depressiven Episoden im Rahmen einer bipolaren Störung eingesetzt werden. Limitationen: Diese Empfehlung basiert auf Metaanalysen und **randomisierten**, **placebokontrollierten** Studien bei unipolarer Depression (rTMS des DLPFC) sowie zwei placebokontrollierten Studien (deepTMS: 18 Hz mit einer sog. H1-Spule). Empirische Belege für eine längerfristige Wirksamkeit fehlen.	**0**

Vagusnervstimulation

Statement: Vagusnervstimulation – Therapie-Depression 37	Empfehlungsgrad
Die Wirksamkeit der **Vagusnervstimulation** (VNS) in der Akuttherapie der bipolaren Depression ist **nicht** belegt.	**Statement**

Lichttherapie

Obwohl die **Evidenzlage** bei depressiven Episoden im Rahmen Bipolarer Störungen als sehr gering einzuschätzen war, erschien im Konsensusprozess eine Empfehlungsformulierung als zusätzliche Option sinnvoll, unter anderem aufgrund der geringen Nebenwirkungsrate, der guten Akzeptanz durch Betroffene sowie der guten Studienlage bei unipolarer Depression.

Empfehlung: Lichttherapie – Therapie-Depression 38	Empfehlungsgrad
Trotz spärlicher **Evidenz** bei der bipolaren Depression kann die Lichttherapie als nebenwirkungsarme Therapieoption mit guter Akzeptanz durch Patienten vor allem bei saisonalen Verläufen **zusätzlich** erwogen werden.	**0**

Wachtherapie

Insgesamt wurde eine kurzfristige Wirksamkeit von kompletter Wachtherapie (WT) als **Monotherapie** in der Behandlung einer akuten depressiven **Episode** bei Bipolaren Störungen beschrieben. Die tatsächliche **Remission** bzw. **Responserate** (MADRS < 6, HAM-D < 8) nach einer Woche mit drei WT-Behandlungen ist allerdings – sofern angegeben – sehr gering. Die Daten zu Rückfallraten im Langzeitverlauf sind oft nicht aussagekräftig, unter anderem, weil zusätzliche Behandlungen genutzt wurden.

Empfehlung: Wachtherapie – Therapie-Depression 39	Empfehlungsgrad
Wachtherapie als **Monotherapie** kann bei einer akuten depressiven Episode im Rahmen einer Bipolaren Störung durchgeführt werden, wenn kurzfristig eine rasche antidepressive Wirkung angestrebt wird.	**0**

Grundsätzlich führt die WT nicht zu nachhaltigen Effekten, sodass eine zusätzliche Therapie klinisch üblich und **indiziert** ist. In der Regel wird die WT in Kombination mit einer medikamentösen Therapie (z. B. Lithium und andere **Mood Stabilizer**) durchgeführt. Auch für nichtmedikamentöse Ansätze (z. B. Kombination mit Schlafphasenvorverlagerung und mit transkranieller Magnetstimulation) gibt es Hinweise, dass diese Therapieformen zu einer

Stabilisierung der WT-Effekte führen können. Wichtig ist es, sicher zu sein, dass keine gemischte Episode vorliegt, da durch eine Wachtherapie ein **Switch** in eine Manie oder ein **Rapid Cycling** getriggert werden könnten.

Empfehlung: Wachtherapie – Therapie-Depression 40	Empfehlungsgrad
Es ist wichtig, zwischen depressiver und gemischter Episode möglichst genau zu unterscheiden, da Wachtherapie bei der gemischten Episode **kontraindiziert** ist.	KKP

Kombination mit bzw. zusätzliche Anwendung von Wachtherapie zu medikamentöser Therapie

Zum kombinierten Einsatz von Wachtherapie und medikamentöser Therapie liegen **Evidenzen** bei auf den Serotoninspiegel wirksamen Substanzen (Lithium, SSRI, Pindolol) vor. Für die Rückfallrate nach drei bis sechs Monaten liegen keine ausreichenden Daten vor. Für das Risiko einer erhöhten **Switch-Rate** bei akuter Depression finden sich keine Hinweise.

Empfehlung: Wachtherapie in Kombination – Therapie-Depression 41	Empfehlungsgrad
Wachtherapie sollte zusätzlich zu einer anderen leitliniengerechten Behandlung in Erwägung gezogen werden, wenn kurzfristig eine rasche antidepressive Wirkung angestrebt wird.	B

Unterstützende Therapieverfahren

Hierunter werden Therapieverfahren wie Entspannungs- und Bewegungstherapie sowie Ergo- und künstlerische Therapien (Kunst- und Musiktherapie) verstanden.

Wie bereits beschrieben, beziehen sich die vorhandenen Effizienzstudien häufig auf sogenannte »schwere psychische Erkrankungen«, die unter anderem von Bipolaren Störungen Betroffene miteinschließen. Hierzu verweisen wir auf die S3-Leitlinie der DGPPN für »Psychosoziale Therapien bei Menschen mit schweren psychischen Erkrankungen«, welche sich detailliert mit der **Evidenz** für diese unterstützenden Verfahren beschäftigt (S3-Leitlinie Psychosoziale Therapien Update 2018, DGPPN 2018).

Phasenprophylaxe

Allgemeiner Hintergrund für alle Therapieoptionen

Wenngleich die akuten **Krankheitsepisoden** Bipolarer Störungen (insbesondere **Manie** und **Depression**) aufgrund der mit ihnen verbundenen Leiden und Beeinträchtigungen vorrangig wahrgenommen werden, sind es Langzeitverlauf und Langzeitbehandlung, die für die Betroffenen hinsichtlich der Frage, in welchem Ausmaß die Krankheit die Biografie und die Partizipation am Leben beeinträchtigt, entscheidend sind. Die Bedeutung einer optimierten **Phasenprophylaxe** kann daher kaum überschätzt werden.

Wie auch bei der Therapie der akuten Krankheitsphasen Bipolarer Störungen und generell bei den meisten psychiatrischen Behandlungen ist in der Regel eine Kombination medikamentöser und psychotherapeutischer Strategien sowie psychosozialer Therapien und gegebenenfalls weiterer Ansätze für eine effektive Phasenprophylaxe am erfolgversprechendsten.

Eine ideale Phasenprophylaxe führt zu einer Freiheit von depressiven, manischen und gemischten Episoden, zu allenfalls minimaler Symptomatik und zum Erhalt einer unbeeinträchtigten Teilhabe am Leben, welche immer das übergeordnete Therapieziel darstellt. Es gelingt häufig nicht unmittelbar, dieses Ziel in vollem Umfang zu erreichen, sodass zum Teil vorübergehend das Erreichen nur nachgeordneter Therapieziele (s. unten) akzeptiert werden muss. Dennoch sollte das übergeordnete Therapieziel nie aus den Augen verloren werden und eine kontinuierliche Optimierung der phasenprophylaktischen Behandlung erfolgen.

Nachgeordnete Therapieziele können sein:

- seltenere **Krankheitsepisoden**
- kürzere Krankheitsepisoden
- schwächer ausgeprägte Krankheitsepisoden
- verringerte interepisodische Symptomatik
- eine Kombination mehrerer dieser Ziele

Während das Erreichen des übergeordneten Therapieziels in der Regel von Betroffenen und Behandelnden leicht erkannt wird, können Teilerfolge (das Erreichen nachgeordneter Therapieziele) aufgrund der langen Behandlungs- und Beobachtungsdauer einer phasenprophylaktischen Behandlung leicht übersehen werden. Es besteht die Gefahr, aus einer solchen Fehleinschätzung heraus eine phasenprophylaktische Strategie zu beenden und damit den Teilerfolg wieder aufzugeben. Auch, wenn zu diesen behandlungsstrategischen Fragen kaum Erkenntnis aus systematischen Studien besteht, wird bei vollkommener Wirkungslosigkeit einer Phasenprophylaxe eher die Entscheidung zur Beendigung der Behandlung und dem Beginn einer neuen Therapie fallen, während bei Teilerfolgen eher eine Kombinationsbehandlung unter Beibehaltung der bisherigen Therapie vorgezogen werden dürfte.

Statement: Rückfallprophylaxe – Therapie-Prophylaxe 1	Empfehlungsgrad
Trotz weitgehend fehlender **Evidenz** bietet sich in der Verlaufskontrolle bei vollkommener Wirkungslosigkeit der **phasenprophylaktischen** Strategie eher eine Umstellung auf eine neue Therapie, bei Teilerfolgen eher eine zusätzliche Maßnahme zur bereits laufenden Strategie an.	**Statement**

Um auch phasenprophylaktische Teilerfolge sicher zu erkennen, ist es unumgänglich, dass jede Form der **Phasenprophylaxe** grundsätzlich von einer systematischen Verlaufsdokumentation begleitet wird. Ähnlich dem Anfallskalender in der Epilepsiebehandlung ermöglicht es nur dieses Vorgehen, das Erreichen nachgeordneter Therapieziele (s. oben) sicher festzustellen. Für die Langzeitdokumentation stehen unterschiedliche Selbst- und Fremdbeurteilungsstrategien wie zum Beispiel Stimmungstagebücher und/oder **Life Charts** als Papier- oder Appvariante zur Verfügung.

Empfehlung: Rückfallprophylaxe – Therapie-Prophylaxe 2	Empfehlungsgrad
Die Wirksamkeit einer **phasenprophylaktischen** Behandlung sollte entsprechend dem individuellen Krankheitsverlauf überprüft werden. Nach klinischer Erfahrung bietet es sich an, diese nach Ablauf der doppelten Dauer des durchschnittlichen Krankheitszyklus des Patienten zu beurteilen. In der Regel sollte bei **Rezidiven** innerhalb der ersten sechs Monate nach Beginn einer phasenprophylaktischen Behandlung keine Veränderungen im Behandlungsregime vorgenommen werden.	**KKP**

Medikamentöse Therapie

Die medikamentöse Therapie stellt bei den meisten Betroffenen mit Bipolaren Störungen einen unverzichtbaren Bestandteil der **Phasenprophylaxe** dar. Wenngleich eine lange klinische Erfahrung in der medikamentösen Phasenprophylaxe besteht (Lithium wird zum Beispiel seit den 1950er-Jahren umfangreich eingesetzt), gibt es, wie diese Leitlinie im Detail aufzeigt, an vielen Stellen erhebliche Defizite bezüglich der wissenschaftlichen Fundierung.

Zur phasenprophylaktischen Behandlung werden sehr unterschiedliche Medikamente verwendet. Unter der Bezeichnung Phasenprophylaktika, die zumeist synonym mit »**Stimmungsstabilisierer**« verwendet wird, werden unterschiedliche Substanzen zusammengefasst. Es gibt weder eine einheitliche Definition für »Stimmungsstabilisierer« oder »Phasenprophylaktika« noch eine allgemein gültige Übereinkunft, welche Substanzen hierzu gezählt werden. Auch wenn ein Stimmungsstabilisierer sowohl vor manischen als auch vor depressiven Episoden schützen können sollte, finden sich in der Literatur sowohl Konzepte, »Stimmungsstabilisierer von oben« und »Stimmungsstabilisierer von unten« abzugrenzen (Substanzen, die besser als **Antimanika** bzw. als **Antidepressiva** bezeichnet werden sollten), als auch die Forderung, dass ein Stimmungsstabilisierer auch akut antimanisch und akut antidepressiv wirken sollte.

Zumeist werden Lithium und einige **Antiepileptika** zu dieser Medikamentengruppe gezählt, während die ebenfalls zur Phasenprophylaxe eingesetzten Antipsychotika der zweiten Generation eher mit eben diesem Begriff bezeichnet werden. Letztlich ist die Frage der Gruppenzuordnung von untergeordneter Bedeutung, da es erforderlich ist, jede Substanz einzeln zu betrachten. Aufgrund der erheblichen Unterschiede darf weder von einem Antiepileptikum auf andere Antiepileptika noch von einem Antipsychotikum der zweiten Generation auf andere Antipsychotika der zweiten Generation geschlossen werden.

Alle in dieser **Indikation** eingesetzten Medikamente haben potenzielle Nebenwirkungen und Risiken sowie eine relevante Quote an **Non-** oder **Partialrespondern**, d. h. Betroffene, die nicht oder nur teilweise auf die medikamentöse Behandlung ansprechen. Die allgemeinen Grundsätze zur phasenprophylaktischen Behandlung sind daher zu beachten. Dies betrifft insbesondere das Erfordernis einer systematischen Dokumentation sowie Bewertung einer neu begonnenen Behandlung. Erste Schritte bei unzureichendem Ansprechen auf die Behandlung sind die Überprüfung der Einnahmeregelmäßigkeit, der Dosis und, sofern für das Medikament etabliert, des Serumspiegels sowie die

Anpassung von Dosis oder Serumspiegel nach oben, sofern hier noch Spielraum besteht und die Verträglichkeit dies ermöglicht.

Aufgrund der hohen Quote unzureichenden Ansprechens auf die medikamentöse Behandlung finden in der klinischen Praxis häufig **pharmakologische** Kombinationsbehandlungen statt, was im Missverhältnis zu der nur dürftigen Erkenntnislage zu Kombinationsbehandlungen aus kontrollierten Studien steht.

Stimmungsstabilisierer

Carbamazepin

Empfehlung: Carbamazepin – Therapie-Prophylaxe 3	Empfehlungsgrad
Carbamazepin kann in der **Phasenprophylaxe** Bipolarer Störungen eingesetzt werden. Limitationen: In der Zulassung ist spezifiziert, dass Carbamazepin dann zugelassen ist, wenn die Therapie mit Lithium versagt hat bzw. wenn Patienten unter Lithium schnelle Phasenwechsel erlebten und wenn mit Lithium nicht behandelt werden darf. Mögliche Nebenwirkungen, insbesondere **Sedierung** und hohes **Interaktionsrisiko**, sind zu beachten.	**0**

Lamotrigin

Empfehlung: Lamotrigin – Therapie-Prophylaxe 4	Empfehlungsgrad
Lamotrigin sollte in der Langzeitbehandlung zur Prophylaxe depressiver Episoden bei Patienten mit Bipolarer Störung eingesetzt werden, die das Präparat in der Akutphase der Erkrankung erhalten und ausreichend gut vertragen haben.	**B**

Empfehlung: Lamotrigin – Therapie-Prophylaxe 5	Empfehlungsgrad
Der Einsatz von Lamotrigin kann in der Langzeitbehandlung zur Prophylaxe depressiver Episoden erwogen werden, auch wenn es nicht in der depressiven Akutphase gegeben wurde.	**KKP**

Statement: Lamotrigin – Therapie-Prophylaxe 6	Empfehlungsgrad
Zur Prophylaxe manischer Episoden mit Lamotrigin gibt es keine gesicherten Erkenntnisse. Limitierung: **Off-Label-Use**: Lamotrigin ist zur Prophylaxe depressiver Episoden bei Patienten mit überwiegend depressiven Episoden zugelassen.	**Statement**

Lithium

Empfehlung: Lithium – Therapie-Prophylaxe 7	Empfehlungsgrad
Lithium soll zur **Phasenprophylaxe** bei Bipolaren Störungen eingesetzt werden. Limitierende Faktoren: Folgende Faktoren sind zu beachten: komplizierte Handhabbarkeit (Erfordernis von Blutkontrollen vor Therapiebeginn und unter der Behandlung); enger Dosisbereich und Risiken bei Überdosierung.	**A**

Empfehlung: Lithium – Therapie-Prophylaxe 8	Empfehlungsgrad
Lithium soll bei Patienten mit Bipolarer Störung und einem hohen Suizidrisiko zur **Phasenprophylaxe** eingesetzt werden, da es Hinweise darauf gibt, dass Lithium im Langzeitverlauf antisuizidal wirkt.	**A**

Empfehlung: Lithium – Therapie-Prophylaxe 9	Empfehlungsgrad
Lithium sollte zur Phasenprophylaxe, wenn nicht individuelle Verträglichkeits- oder Sicherheitsgründe dagegen sprechen, so dosiert werden, dass ein Serumspiegel von mindestens 0,6 mmol/l erreicht wird.	**B**

Valproat

Das Ergebnis der BALANCE-Studie mit einer Unterlegenheit der Valproat-**Monotherapie** ergänzt die Befunde anderer Studien, die zunächst keinen Unterschied fanden. Somit bietet sich bei der gegenwärtigen Kenntnislage eine offene Empfehlungsformulierung mit Empfehlungsgrad 0 an.

Empfehlung: Valproat – Therapie-Prophylaxe 10	Empfehlungsgrad
Valproat kann zur **Phasenprophylaxe** bei Bipolaren Störungen eingesetzt werden. Limitierende Faktoren: Mögliche Nebenwirkungen, vor allem **gastrointestinale** Beschwerden und **Fatigue** sowie selten **Thrombozytopenien**, sind zu beachten. Einschränkend ist zu beachten, dass Valproat wegen der **Teratogenität** und des Risikos **polyzystischer Ovarien** nicht für Frauen im gebärfähigen Alter empfohlen wird.	0

Antipsychotika der 2. Generation

Aripiprazol

Empfehlung: Aripiprazol – Therapie-Prophylaxe 11	Empfehlungsgrad
Aripiprazol kann in der Langzeitbehandlung zur Prophylaxe manischer **Episoden** bei Bipolaren Störungen bei Patienten eingesetzt werden, die auf eine **antimanische** Akuttherapie mit Aripiprazol bei ausreichender Verträglichkeit angesprochen haben. Limitierende Faktoren: Im **Placebovergleich** treten vermehrte Schlafstörungen, Unruhe und **Akathisie** mit Aripiprazol auf. Akathisie ist häufig und kann den Nutzen deutlich limitieren.	0

Anmerkung Aripiprazol ist nur für die Prophylaxe manischer, nicht aber depressiver Phasen zugelassen.

Asenapin

Statement: Asenapin – Therapie-Prophylaxe 12	Empfehlungsgrad
Aufgrund der unzureichenden Datenlage kann derzeit **keine** Empfehlung bezüglich Asenapin zur **Phasenprophylaxe** bei Bipolaren Störungen formuliert werden.	**Statement**

Olanzapin

Um eine Einschätzung bezüglich der längerfristigen Gewichtsveränderungen mit deren assoziierten Risiken vornehmen zu können, wurden öffentlich zugängliche Daten der amerikanischen Food and Drug Administration (FDA) genutzt.

Vor diesem Hintergrund wurde eine Herabstufung um ein Grad wegen Erhöhung der Häufigkeit **signifikanter** Gewichtszunahme gegenüber **Placebo** und damit assoziierten Risiken für das Eintreten eines **metabolischen Syndroms** beschlossen.

Empfehlung: Olanzapin – Therapie-Prophylaxe 13	Empfehlungsgrad
Olanzapin kann zur Prophylaxe Bipolarer Störungen bei Patienten, bei denen das Präparat in einer manischen Akutphase wirksam und verträglich war, eingesetzt werden. Limitierende Faktoren: Das bei längerer Einnahme festgestellte häufigere Auftreten einer signifikanten Gewichtszunahme und die damit assoziierten Risiken müssen beachtet werden.	**0**

Paliperidon

Empfehlung: Paliperidon – Therapie-Prophylaxe 14	Empfehlungsgrad
Paliperidon als **Monotherapie** kann zur Prophylaxe einer erneuten manischen Phase nur bei Patienten eingesetzt werden, die bereits in der Akuttherapie einer Manie oder gemischten Episode auf Paliperidon angesprochen hatten. Limitierende Faktoren: **Off-Label-Use**: Paliperidon ist nicht zur Behandlung bipolarer Störungen zugelassen. Mögliche Nebenwirkungen wie Gewichtszunahme, Prolaktinerhöhung und EPMS in höheren Dosierungen sind zu beachten.	**0**

Quetiapin

In Deutschland ist Quetiapin zur **Phasenprophylaxe** für Menschen mit Bipolaren Störungen zugelassen, die in der Akutbehandlung Quetiapin erhalten und darauf angesprochen haben. Dies umfasst die Verhinderung sowohl manischer, depressiver als auch gemischter **Episoden**. Die nunmehr vorliegende **Evidenz** unterstützt diese Bewertung.

Empfehlung: Quetiapin – Therapie-Prophylaxe 15	Empfehlungsgrad
Quetiapin sollte (als **Monotherapie**) in der **Phasenprophylaxe** **nur** von Patienten, die unter Quetiapin eine **Remission** ihrer depressiven, manischen oder gemischten **Episode** erfuhren und die Substanz zudem gut tolerierten, eingesetzt werden.	**B**

Risperidon

Eine Metaanalyse über sechs Studien mit Risperidon-Depot zur **Phasenprophylaxe** bestätigt die bessere Wirksamkeit des Depots gegenüber **Placebo** zur Prävention neuer manischer (nicht aber depressiver) Phasen. Das Depot war einer oralen Risperidon-Medikation nicht eindeutig überlegen.

Empfehlung: Risperidon – Therapie-Prophylaxe 16	Empfehlungsgrad
Risperidon-Depot kann als **Monotherapie** zur Prophylaxe bei Patienten eingesetzt werden, die bereits in der Akuttherapie auf diese Substanz angesprochen haben. Dies gilt vor allem für bipolare Patienten mit überwiegend manischen Episoden im Krankheitsverlauf. Limitierende Faktoren: **Off-Label-Use**: Risperidon ist nicht zur **Phasenprophylaxe** bei Bipolaren Störungen zugelassen. Mögliche Nebenwirkungen, wie Gewichtszunahme, Prolaktinerhöhung und EPMS in höheren Dosierungen, sind zu beachten.	**0**

Kombinationen und zusätzliche Medikation zu bestehender Behandlung

Insgesamt kann zur Fragestellung, ob eine zusätzliche Gabe von Wirkstoffen zu einer bestehenden Behandlung in der Prophylaxe Bipolarer Störungen geeignet ist, keine generelle Aussage getroffen werden, weil dies nur spärlich untersucht wurde. Aussagen sind nur in Bezug auf einige wenige Wirkstoffe möglich.

Statement: Kombinationstherapie – Therapie-Prophylaxe 17	Empfehlungsgrad
Ziel ist eine **pharmakologische Monotherapie**, bei unzureichender Wirksamkeit sollte eine pharmakologische Kombinationsbehandlung bzw. die zusätzliche Gabe eines Wirkstoffs erwogen werden. Eine Kombinationstherapie bzw. die zusätzliche Gabe eines Wirkstoffs kann erwogen werden, wenn ein Prophylaxeversuch mit einer Substanz zu einem nur **partiellen** Erfolg geführt hat. Es gibt keine Untersuchungen über die Frage, ob in diesem Fall der Wechsel auf eine andere Monotherapie oder die Kombination bzw. die zusätzliche Gabe eines Wirkstoffs sinnvoller ist. Hier müssen der Arzt und der Patient gemeinsam den bisherigen Erfolg und die Verträglichkeit abwägen.	**Statement**

Statement: Gabapentin – Therapie-Prophylaxe 18	Empfehlungsgrad
Aufgrund der unzureichenden Datenlage kann derzeit **keine** Empfehlung bezüglich der **zusätzlichen** Gabe von Gabapentin zur **Phasenprophylaxe** bei Bipolaren Störungen formuliert werden.	**Statement**

Statement: Olanzapin mit Lithium/Valproat – Therapie-Prophylaxe 19	Empfehlungsgrad
Es gibt einen Hinweis auf die Wirksamkeit der Kombination von Olanzapin mit Lithium oder Valproat als **Phasenprophylaxe** bei Patienten mit Bipolaren Störungen, welche vorher in der Akutbehandlung auf eine dieser Kombinationen **respondiert** haben. Wegen der bislang spärlichen Datenlage kann derzeit **keine** Empfehlung formuliert werden.	**Statement**

Empfehlung: Quetiapin und Lithium/Valproat – Therapie-Prophylaxe 20	Empfehlungsgrad
Quetiapin kann **zusätzlich** zu Lithium oder Valproat in der **Phasenprophylaxe** bei Patienten mit Bipolaren Störungen eingesetzt werden, welche vorher in der Akutbehandlung auf eine dieser Kombinationen **respondiert** haben.	0

Empfehlung: Lithium und Valproat – Therapie-Prophylaxe 21	Empfehlungsgrad
Lithium kann **kombiniert** mit Valproat in der **Phasenprophylaxe** bei Patienten mit Bipolaren Störungen gegeben werden. Es gibt jedoch keinen Hinweis darauf, dass eine **zusätzliche** Gabe von Valproat eine **bestehende** Lithiumtherapie verstärkt.	0

Empfehlung: Ziprasidon – Therapie-Prophylaxe 22	Empfehlungsgrad
Ziprasidon kann **zusätzlich** zu Lithium oder Valproat in der **Phasenprophylaxe** bei Patienten mit Bipolaren Störungen eingesetzt werden, die in einer manischen oder gemischten Phase auf Ziprasidon **respondiert** haben.	0

Empfehlung: Risperidon – Therapie-Prophylaxe 23	Empfehlungsgrad
Risperidon-Depot kann **zusätzlich** zu **Stimmungsstabilisierern** in der Prophylaxe der Bipolaren Störung bei Patienten mit **Rapid Cycling** eingesetzt werden.	0

Psychotherapie

Die Psychotherapie Bipolarer Störungen kann zu verschiedenen Zeitpunkten mit unterschiedlichen Zielsetzungen beginnen. In der **Phasenprophylaxe** ist das Ziel, den gebesserten bzw. **remittierten** (**euthymen**) Zustand zu erhalten und neue Krankheitsepisoden zu verhindern. Die Behandlung setzt somit nach Abklingen einer akuten depressiven bzw. (hypo-)manischen Episode ein. In einem solchen, zumindest **teilremittierten** Zustand scheinen Betroffene am meisten von einer Psychotherapie zu profitieren.

Um das Ziel der Verhinderung von Rückfällen und **Rezidiven** zu erreichen, müssen die Betroffenen lernen, ihr eigenes Verhalten, Denken und Fühlen besser zu beobachten und bei Veränderungen in Richtung (hypo-)manischer oder depressiver Zustände angemessen und flexibel zu reagieren.

Das Neulernen und die Verbesserung der Anpassungsfähigkeit erfordert Zeit und sollte nicht zu intensiv in einem kurzen Zeitraum erfolgen. Günstiger ist es, nach anfänglichen wöchentlichen Kontakten (in Krisen sogar mehrmals wöchentlich), die Psychotherapiekontakte über mehrere Monate, über ein Jahr oder sogar auf mehrere Jahre zu verteilen.

Phasenprophylaxe insgesamt/generelle Prophylaxe

Psychoedukation

Empfehlung: Psychoedukation – Therapie-Prophylaxe 24	Empfehlungsgrad
Zur **rezidivprophylaktischen** Behandlung einer Bipolaren Störung sollte eine ausführliche und interaktive **Gruppenpsychoedukation** durchgeführt werden.	B

Kognitive Verhaltenstherapie

Empfehlung: kognitive Verhaltenstherapie – Therapie-Prophylaxe 25	Empfehlungsgrad
Eine **rezidivprophylaktische** Behandlung einer Bipolaren Störung mit einer manualisierten, strukturierten kognitiven Verhaltenstherapie sollte bei aktueller Stabilität und weitgehend **euthymer** Stimmungslage empfohlen werden.	B

Familienfokussierte Psychotherapie

Empfehlung: **familienfokussierte Psychotherapie – Therapie-Prophylaxe 26**	**Empfehlungsgrad**
Zur **rezidivprophylaktischen** Behandlung einer Bipolaren Störung kann eine familienfokussierte Therapie angeboten werden.	**0**

Interpersonelle und Soziale Rhythmustherapie

Empfehlung: **Interpersonelle und Soziale Rhythmustherapie – Therapie-Prophylaxe 27**	**Empfehlungsgrad**
Zur **rezidivprophylaktischen** Behandlung einer Bipolaren Störung kann dann eine Interpersonelle und Soziale Rhythmustherapie fortgeführt werden, wenn sie bereits in der akuten Episode begonnen wurde und eine langfristige und kontinuierliche Betreuung intendiert ist (und keine zeitlich befristete Kurzzeittherapie).	**0**

Weitere psychotherapeutische Verfahren (tiefenpsychologisch fundierte Therapie, Psychoanalyse)

Zu anderen psychotherapeutischen Verfahren, wie z. B. tiefenpsychologisch fundierter Therapie oder Psychoanalyse, wurden keine guten empirischen Studien gefunden, die systematisch die Wirksamkeit dieser Therapien für die **Rezidivprophylaxe** untersuchten. Aus diesem Grund können wir keine spezifischen Empfehlungen im Hinblick auf den Einsatz dieser Verfahren bei von Bipolaren Störungen Betroffenen formulieren. Siehe hierzu nochmals Ausführungen in Kapitel 4.1: Allgemeine Aspekte.

Kognitive und funktionale Remediation

Empfehlung: kognitives Funktionsniveau – Therapie-Prophylaxe 28	Empfehlungsgrad
Bei Einschränkungen des allgemeinen oder **kognitiven Funktionsniveaus** können entsprechende Programme (kognitive und/oder funktionale **Remediation**) zur Vermittlung dieser Fertigkeiten angeboten werden. Limitationen: Empirische Belege für Wirksamkeit liegen nur für die funktionale Remediation vor.	**0**

Internetbasierte Programme

Statement: internetbasierte Programme – Therapie-Prophylaxe 29	Empfehlungsgrad
Apps, online- und andere internetbasierte Programme zur Therapie Bipolarer Störungen und assoziierter Probleme (z. B. Schlaf, Angst, Stress) existieren und werden von Betroffenen und ihren Angehörigen genutzt. Die Studienlage ist jedoch im Hinblick auf die Effekte gemischt, und nur wenige wurden unter Einbezug von Experten entwickelt. Die **Evidenz** ist nicht ausreichend, um zum derzeitigen Zeitpunkt eine Empfehlung auszusprechen.	**Statement**

Rezidivprophylaxe bezüglich manischer Episoden

Viele Studien haben keine explizite Unterteilung bzgl. der Art des Rückfalls (depressiv, hypomanisch, manisch oder gemischt) gemacht, sodass zu den meisten Therapieverfahren nur wenige Studien vorliegen.

Einfache Psychoedukation

Empfehlung: Psychoedukation – Therapie-Prophylaxe 30	Empfehlungsgrad
Zur **rezidivprophylaktischen** Behandlung manischer Episoden einer Bipolaren Störung kann eine einfache **Psychoedukation**, die auf das Erkennen von Frühwarnzeichen fokussiert, durchgeführt werden.	**0**

Ausführliche und interaktive Gruppenpsychoedukation

Empfehlung: Psychoedukation – Therapie-Prophylaxe 31	**Empfehlungsgrad**
Zur **rezidivprophylaktischen** Behandlung manischer Episoden einer Bipolaren Störung sollte eine ausführliche und interaktive **Gruppenpsychoedukation** durchgeführt werden.	**B**

Kognitive Verhaltenstherapie

Empfehlung: kognitive Verhaltenstherapie – Therapie-Prophylaxe 32	**Empfehlungsgrad**
Im Sinne eines phasenübergreifenden Ansatzes und aufgrund der Erfahrung der Betroffenen und der klinischen Erfahrung kann eine **rezidivprophylaktische** Behandlung manischer Episoden mit einer zusätzlichen KVT angeboten werden. Limitationen: Allerdings gibt es keine empirischen Belege dafür, dass im Rahmen einer rezidivprophylaktischen Behandlung manischer Episoden eine zusätzliche kognitiv-verhaltenstherapeutische Behandlung besser wirkt als eine rein medikamentöse Behandlung.	**KKP**

Familienfokussierte Psychotherapie

Statement: **familienfokussierte Psychotherapie – Therapie-Prophylaxe 33**	**Empfehlungsgrad**
Wenn eine **rezidivprophylaktische** Behandlung manischer **Episoden** einer Bipolaren Störung im Vordergrund steht, kann aufgrund der Datenlage für die familienfokussierte Behandlung **keine** Empfehlung formuliert werden. Es gibt keine empirischen Belege dafür, dass eine zusätzliche familienfokussierte Behandlung konsistent und dauerhaft besser wirkt als eine rein medikamentöse Behandlung.	**Statement**

Rezidivprophylaxe bezüglich depressiver Episoden

Auch in diesem Punkt gilt, dass viele Studien keine explizite Unterteilung bzgl. der Art des Rückfalls (depressiv, hypomanisch, manisch oder gemischt) gemacht haben, sodass zu den meisten Therapieverfahren nur wenige Studien vorliegen.

Psychoedukation

Statement: Psychoedukation – Therapie-Prophylaxe 34	Empfehlungsgrad
Zur **rezidivprophylaktischen** Behandlung depressiver **Episoden** einer Bipolaren Störung sollte eine **Psychoedukation** angeboten werden. Jedoch wurden für eine einfache Psychoedukation keine ausreichenden empirischen Belege der Wirksamkeit gefunden, sehr wohl aber für ausführliche und interaktive Verfahren.	**Statement**

Kognitive Verhaltenstherapie sowie Familienfokussierte Therapie

Empfehlung: Psychotherapie – Therapie-Prophylaxe 35	Empfehlungsgrad
Zur **rezidivprophylaktischen** Behandlung depressiver **Episoden** einer Bipolaren Störung sollte eine Psychotherapie angeboten werden. Limitationen: **Evidenz** liegt zu einer familienfokussierten und einer kognitiven Verhaltenstherapie vor.	**B**

Nichtmedikamentöse somatische Therapieverfahren

Für die Anwendung nichtmedikamentöser **somatischer** Therapieverfahren in der **Phasenprophylaxe** Bipolarer Störungen liegen keine systematischen und methodisch höherwertigen Studien vor. Hinzu kommt, dass alle genannten Verfahren mit Ausnahme der **Vagusnervstimulation** (VNS) und tiefen Hirnstimulation akute und im Rahmen wiederholter Einzelbehandlungen eingesetzte Interventionen sind und methodisch an sich nicht für eine kontinuierliche Langzeitbehandlung optimiert sind.

Wenn eine Langzeitbehandlung erfolgt, geht es darum, die Einzelbehandlung bezüglich des Zeitpunkts und Intervalls zwischen den Behandlungen so abzustimmen, dass der therapeutische Effekt der Einzelbehandlung möglichst bis zur nächsten Behandlung aufrechterhalten bleibt.

Elektrokonvulsionstherapie

Eine Erhaltungs-EKT dient der nichtmedikamentösen Rückfallvorbeugung nach erfolgreicher Akutbehandlung. Die Behandlungsserie wird dabei in der Regel für mindestens sechs Monate bei langsamer und an der klinischen Stabilität orientierten Reduktion der Behandlungsfrequenz fortgesetzt. Üblich ist nach einer Akutbehandlung, die mit zwei bis drei Behandlungssitzungen pro Woche durchgeführt wird, die Behandlung einmal pro Woche für zirka acht Wochen, dann eine weitere langsame Frequenzreduktion auf eine Behandlung alle vier Wochen durchzuführen. Diese Frequenz wird in der Regel bis zum Ende des sechsten Monats nach vollständiger **Remission** fortgesetzt. Bei klinischer Verschlechterung kann die Behandlungsdauer verlängert und die Behandlungsfrequenz erhöht werden. Maßgeblich sind hierfür immer Wirksamkeit und Verträglichkeit der Therapie sowie der Wunsch der Betroffenen. Die Durchführung der Erhaltungs-EKT wird üblicherweise im tagesklinischen oder kurzstationären Setting angeboten.

Empfehlung: Elektrokonvulsionstherapie – Therapie-Prophylaxe 36	Empfehlungsgrad
Nach erfolgreicher Durchführung einer **Elektrokonvulsionstherapie** (EKT) zur Akutbehandlung kann aufgrund klinischer Erfahrung zur Aufrechterhaltung des therapeutischen Erfolgs als Therapieoption auch eine Fortführung der EKT angeboten werden. Dies kommt vor allem dann infrage, wenn Patienten auf eine andere leitliniengerechte **phasenprophylaktische** Therapie nicht angesprochen haben, diese nicht vertragen haben oder explizit eine Fortführung der EKT wünschen. Limitierende Faktoren: Diese Empfehlung basiert nicht auf Studienergebnissen bei bipolarer Depression. Häufige Nebenwirkungen sind mögliche Kopfschmerzen und vorübergehende kognitive Beeinträchtigungen. Schwerwiegende Nebenwirkungen sind die Risiken der Narkose.	0

Neuere Hirnstimulationsverfahren

Repetitive transkranielle Magnetstimulation

Statement: repetitive transkranielle Magnetstimulation – Therapie-Prophylaxe 37	Empfehlungsgrad
Für die tiefe Hirnstimulation (THS) und die neuen nichtinvasiven Hirnstimulationsverfahren (**repetitive transkranielle Magnetstimulation** [rTMS], transkranielle Gleichstromstimulation [tDCS]) liegen keine ausreichenden empirischen Belege zur **Phasenprophylaxe** vor.	**Statement**

Vagusnervstimulation

Statement: Vagusnervstimulation – Therapie-Prophylaxe 38	Empfehlungsgrad
Trotz der vorliegenden offenen Langzeitstudien kann für die **Vagusnervstimulation** (VNS) derzeit noch keine Empfehlung zur **phasenprophylaktischen** Behandlung der Bipolaren Störung formuliert werden.	**Statement**

Lichttherapie

Statement: Lichttherapie – Therapie-Prophylaxe 39	Empfehlungsgrad
Es liegen keine qualitativ ausreichenden Studienergebnisse und keine hinreichende klinische Erfahrung zur Lichttherapie in der **Phasenprophylaxe** Bipolarer Störungen vor.	**Statement**

Wachtherapie

Statement: Wachtherapie – Therapie-Prophylaxe 40	Empfehlungsgrad
Es liegen keine qualitativ ausreichenden Studienergebnisse und keine hinreichende klinische Erfahrung zur Wachtherapie in der **Phasenprophylaxe** Bipolarer Störungen vor.	**Statement**

Unterstützende Therapieverfahren

Zu den unterstützenden Therapieverfahren gehören beispielsweise die Entspannungs- und Bewegungstherapie sowie Ergo- und künstlerische Therapien (zum Beispiel Kunst- und Musiktherapie).

Ergo- und künstlerische Therapien

Zur Wirksamkeit der Ergotherapie in der **Phasenprophylaxe** bei Bipolaren Störungen findet sich keine spezifische **Evidenz**. Verbesserungen bezüglich der Berufstätigkeit mit einer früheren, häufigeren und längeren Wiederaufnahme der Tätigkeit weisen auf einen positiven Langzeiteffekt der Ergotherapie hin. In einem integrierten Versorgungskonzept kann Ergotherapie der gezielten Rehabilitation und Rückfallprophylaxe dienen.

Zum Einsatz von Kunsttherapie bei schweren psychischen Erkrankungen gibt es inzwischen sowohl Grundlagenliteratur als auch empirische Studien und spezifische Fachtexte. Doch bis auf Erfahrungsberichte finden sich keine störungsspezifischen Untersuchungen. Kunsttherapie kann in einem integrierten Behandlungskonzept eine wichtige ergänzende Funktion haben und sowohl der Rehabilitation als auch der Rückfallprophylaxe dienen, indem sie **Affektregulation**, Selbstwertgefühl und soziale Kompetenz fördert.

Zur Anwendung von Musiktherapie gibt es bisher keine spezifischen Studien zu von Bipolaren Störungen Betroffenen. Eine Übersichtsarbeit zur Frage einer dosisabhängigen Wirkung von Musiktherapie bei schweren psychischen Störungen berichtet von positiven Effekten insbesondere auch hinsichtlich des Zugangs zu Gefühlen, des Ausdrucks von Stimmungen und des Zuwachses an Selbstbewusstsein.

Bislang ist unklar, inwieweit Musiktherapie durch die angenommene Förderung der **Affektregulation**, des Selbstwertgefühls und der sozialen Kompetenz in einem integrierten Behandlungskonzept eine ergänzende Funktion im Hinblick auf die Rehabilitation und Rückfallprophylaxe hat. Ähnliches gilt für die Tanztherapie.

Statement: kreative und handlungsorientierte Therapieverfahren – Therapie-Prophylaxe 41	Empfehlungsgrad
Obwohl empirische Untersuchungen spezifisch zu Bipolaren Störungen in ausreichender Qualität fehlen, legt die klinische Erfahrung nahe, dass kreative und handlungsorientierte Therapieverfahren wie beispielsweise Ergo- und künstlerische Therapien (Kunst- und Musiktherapie u. a.) im Rahmen eines ambulanten oder (teil-)stationären Behandlungskonzepts zur psychischen und sozialen Stabilisierung bipolarer Patienten beitragen können.	**Statement**

Entspannungsverfahren

Entspannungsverfahren werden häufig im stationären und ambulanten Bereich als Methoden eingesetzt, um mit verschiedensten Belastungssituationen umzugehen. Auch wenn kontrollierte Studien fehlen, die spezifisch und ausschließlich die Effekte von Entspannungsverfahren bei Menschen mit Bipolaren Störungen evaluierten, spricht nichts gegen den Einsatz von Entspannungsverfahren im Rahmen einer Behandlung von Bipolaren Störungen aufgrund der nachgewiesenen Effekte auf spezifische Symptome, wie zum Beispiel Unruhe, Angst, Anspannung, Schmerz oder Schlafstörungen.

Der Nachweis der Wirksamkeit bezieht sich insbesondere auf die **Progressive Muskelrelaxation nach Jacobson** (PMR). Eine sinnvolle Anwendung ergibt sich in der Regel primär im Rahmen eines umfassenden Behandlungskonzepts und daher in Kombination mit anderen Behandlungsmaßnahmen wie zum Beispiel einer Kognitiven Verhaltenstherapie. Von einer kurzfristigen und ausschließlichen Übung mithilfe von CDs, Videos usw. sind hingegen kaum anhaltende Wirkungen zu erwarten.

Statement: Entspannungsverfahren – Therapie-Prophylaxe 42	Empfehlungsgrad
Obwohl empirische Untersuchungen spezifisch zu Bipolaren Störungen in ausreichender Qualität fehlen, legt die klinische Erfahrung nahe, dass Entspannungsverfahren (wie z. B. die **Progressive Muskelrelaxation**) im Rahmen eines ambulanten oder (teil-) stationären Behandlungskonzepts bipolarer Patienten beitragen können, Patienten durch die Linderung spezifischer Symptome (wie z. B. Anspannung oder Schlafstörungen) zu stabilisieren.	**Statement**

Behandlung spezifischer Patientengruppen bzw. in speziellen Situationen

Einleitung

Im Folgenden werden Behandlungsmöglichkeiten spezifischer Betroffenengruppen und solche in speziellen Situationen dargestellt. Für diese besonderen Situationen gibt es kaum Studien oder Daten, da diese Betroffenengruppen oder speziellen Situationen wie eine Schwangerschaft in klassischen kontrollierten klinischen Studien häufig aus Sicherheitsaspekten nicht berücksichtigt bzw. ausgeschlossen werden. Im klinischen Alltag sind sie aber von hoher Bedeutung.

Die methodische Vorgehensweise unterscheidet sich daher von den vorangegangenen Therapiekapiteln. Die Expertenerfahrung und auch die Einbindung von Erfahrungsberichten spielt hier eine größere Rolle. Für die Behandlung im Einzelfall muss umso mehr eine Bewertung des möglichen Nutzens gegen eventuelle Risiken abgewogen werden. Bei einigen der geschilderten Situationen und Betroffenengruppen ist eine fachärztliche Mitbehandlung wichtig und anzustreben.

Kinderwunsch/Schwangerschaft/Stillzeit

Allgemeine Aspekte

Die psychiatrische Behandlung von Menschen mit Bipolaren Störungen und Kinderwunsch, während einer Schwangerschaft und ggf. in der Stillzeit stellt eine besondere Herausforderung dar, weil die Therapie nicht nur im Hinblick auf ihre Wirksamkeit und Verträglichkeit für die Betroffene ausgewählt wird, sondern ebenso anhand ihrer Verträglichkeit für das sich entwickelnde Kind. Dabei ist zu bedenken, dass für einen ungestörten Verlauf der Schwangerschaft (und damit für eine möglichst ungestörte Entwicklung des Kindes) die psychische Stabilität der Mutter von großer Bedeutung ist.

Da nicht alle eingesetzten Substanzen hier beschrieben werden können und da die wissenschaftliche Datenlage zur Arzneimittelsicherheit in Schwangerschaft und Stillzeit ständig wächst, sollten vor der Neu- bzw. Weiterverordnung von **Psychopharmaka** an schwangere und stillende Frauen aktuelle Informationen zum Sicherheitsprofil der verschriebenen Substanzen eingeholt werden. Dies kann zum Beispiel bei bestimmten spezialisierten Beratungszentren für **Embryonaltoxikologie** geschehen, die auch Unterstützung bei der individuellen Nutzen-Risiko-Abwägung anbieten (z. B. Embryotox.de: Beratungszentrum für Embryonaltoxikologie der Charité – Universitätsmedizin Berlin, ein mit öffentlichen Geldern gefördertes Institut, das unabhängige Informationen zur Verträglichkeit von Arzneimitteln in Schwangerschaft und Stillzeit anbietet).

Die Auswahl des Therapieverfahrens erfolgt für jede einzelne Betroffene im Rahmen einer **individuellen Nutzen-Risiko-Analyse**. Eine Bewertung des individuellen Nutzens einer Medikation in der Schwangerschaft beinhaltet u. a. Überlegungen zum Rückfallrisiko einer bipolaren Phase in der Schwangerschaft, unter der Geburt oder gehäuft im Wochenbett, zu nichtmedikamentösen Behandlungsalternativen, zur Krankheitsschwere und zum bisherigen Ansprechen auf Therapieversuche. Falls die Medikation umgestellt werden soll, ist sie auf ihre individuelle Wirksamkeit und Verträglichkeit vor Schwangerschaftseintritt zu prüfen.

Mit allen Frauen im gebärfähigen Alter müssen die Themen Verhütung und Schwangerschaft in der Routinebehandlung und **Psychoedukation** besprochen werden, zumal bei einigen stimmungsstabilisierenden Medikamenten Arzneimittelwechselwirkungen mit hormonellen Verhütungsmitteln auftreten können. Da ein beträchtlicher Teil aller Schwangerschaften ungeplant ist, sollte im gebärfähigen Alter auch ohne Kinderwunsch die **Indikation** für ein potenziell fruchtschädigendes Medikament sehr kritisch gestellt werden.

Bei Betroffenen mit **Kinderwunsch** ist zunächst die aktuelle Medikation bezüglich ihrer Sicherheit in der Schwangerschaft zu prüfen. Wenn möglich, sollte eine Therapie mit nur einem Medikament oder so wenig Medikamenten wie möglich erfolgen. Bei **Rezidiven** (erneuten Krankheitsphasen) während einer Schwangerschaft wurde gezeigt, dass werdende Mütter in diesen Phasen höher dosierte Medikamente ebenso benötigten wie eine größere Anzahl an Substanzen. Zudem können krankheitsbedingte Verhaltensweisen auftreten, die sich negativ auf den Schwangerschaftsverlauf und auf das Ungeborene auswirken, wie z. B. Suchtmittelkonsum, allgemeines Risikoverhalten, Schlaflosigkeit oder totale Verausgabung und Erschöpfung.

Der Wunsch nach einer Schwangerschaft kann ansonsten zusätzlich motivieren, gesundheitsfördernde Verhaltensweisen zu einzuhalten, die ebenfalls einen wichtigen Einfluss auf den Schwangerschaftsverlauf haben, z. B. Verzicht auf Nikotin-, Alkohol- und Suchtmittel, ausgewogene Ernährung, körperliche Bewegung und Normalisierung des Körpergewichtes. Eine Kontrolle der Blutzuckerwerte ist wichtig. Es bietet sich deshalb an, diese Aspekte bei Kinderwunsch zu besprechen.

Im ersten Schwangerschaftsdrittel (bis 13. Schwangerschaftswoche nach letzter Regelblutung) entstehen die ersten Organe des Ungeborenen. Die Schwangerschaft sollte sorgfältig gynäkologisch überwacht und engmaschig psychiatrisch begleitet werden. Es ist sinnvoll, dass psychiatrische und gynäkologische Behandelnde frühzeitig Kontakt aufnehmen, um den interdisziplinären Behandlungsplan abzustimmen und Verunsicherungen bei der Schwangeren durch nicht abgestimmtes Vorgehen möglichst zu vermeiden.

Nach der 13. Schwangerschaftswoche, **im zweiten und dritten Schwangerschaftsdrittel**, reifen die Organe des werdenden Kindes, der Fetus wächst und nimmt an Gewicht zu. Das Ungeborene ist weiterhin empfindlich für Entwicklungskomplikationen. Für einen möglichst ungestörten Verlauf der Schwangerschaft sollte diese weiterhin engmaschig gynäkologisch und psychiatrisch begleitet werden, auch um eventuellen Krisen oder Frühwarnsymptomen der Mutter rechtzeitig begegnen zu können.

Der Geburtstermin Gemeinsam mit den werdenden Eltern sollte frühzeitig eine sorgfältige Planung – auch der Medikation – erfolgen und schriftlich festgehalten werden. Die Geburt sollte immer in einem spezialisierten Zentrum erfolgen, wo eine psychiatrische Mitbetreuung möglich ist.

Geburt Die bei Bipolaren Störungen wirksamen Medikamente, die bis zur Geburt eingenommen werden, wirken nicht nur auf die Mutter, sondern auch auf das Neugeborene ein. Deshalb können sogenannte Anpassungsstörungen des Neugeborenen in den ersten Lebenstagen auftreten. Aufgrund dieser sogenannten Anpassungsstörungen, die unter Umständen eine ärztliche Versorgung des Neugeborenen erfordern, sollte eine Entbindung in einer Klinik erfolgen, die auch die kinderärztliche Versorgung nach der Geburt gewährleisten kann (sog. Perinatalzentrum).

Wochenbett und Stillzeit In allen Phasen der Schwangerschaft bis hin zur Geburt ist die Rückfallgefahr für bipolar betroffene Frauen nach der Geburt und im Wochenbett am höchsten. Die vorbeugende Medikation in der Schwangerschaft hat einen schützenden Effekt gegenüber Rückfällen im Wochenbett. Bei bekannten Risiken sollten vorbeugend nach der Geburt die Medikamente in Rücksprache mit den psychiatrischen Behandelnden höher dosiert oder in der gewohnten Dosierung beibehalten werden. Ergänzend zu den verabreichten Medikamenten sollte eine Reizabschirmung der Mutter auf der geburtshilflichen Station sowie auch noch anhaltend im Wochenbett gewährleistet sein.

Für die Stillzeit sind die prinzipiell positiven Effekte des Stillens gegen ein eventuelles Risiko unerwünschter Arzneimittelwirkungen über die Muttermilch abzuwägen; ebenso die möglichen Auswirkungen der mit dem nächtlichen Stillen verbundenen Schlafunterbrechungen mit Störung des Schlaf-Wach-Rhythmus der Mutter. Teilstillen, d.h. die verlässliche Übernahme der nächtlichen Fütterung des Neugeborenen durch andere Personen (Kinderkrankenschwestern, Familienangehörige), kann hierbei unterstützen. Eine Rolle dabei spielt auch die Medikamentenkonzentration in der Muttermilch: Besteht der Wunsch, das Kind zu stillen, muss sorgfältig geprüft werden, welches Medikament in welcher Dosis vorliegt.

Empfehlung: Schwangerschaft und Stillzeit – Therapie-spezifisch 1	Empfehlungsgrad
Vor Anwendung **pharmakologischer** Substanzen in Schwangerschaft und Stillzeit sollten aktuelle Informationen zur **Embryonaltoxikologie** bei entsprechenden Beratungs- und **Pharmakovigilanzzentren** (z. B. embryotox.de) eingeholt werden.	KKP

Hinweis: Im Folgenden wird der aktuelle Wissensstand zu Risiken und besonderen Herausforderungen bei Betroffenen mit Kinderwunsch sowie in Schwangerschaft und Stillzeit für einzelne Wirkstoffgruppen und Wirkstoffe näher beleuchtet. Parallel dazu sollen die entsprechenden Aussagen der Kapitel 4.2–4.4 beachtet werden. Auf weitere separate Empfehlungen und Statements für die Betroffenen wurde bewusst verzichtet. Im Text konnten Modalverben wie »kann«, »sollte« oder »soll« nicht immer vermieden werden, sie haben jedoch keinen Empfehlungscharakter im Sinne offizieller abgestimmter Empfehlungen.

Medikamentöse Therapie

Stimmungsstabilisierer

Carbamazepin

Carbamazepin ist schädlich, bewirkt vor allem Fehlbildungen und erhöht insbesondere das Risiko für Neuralrohrdefekte (Fehlbildungen im Nervensystem). Falls eine Einnahme unumgänglich ist, können die Risiken auf das Ungeborene minimiert werden, wenn eine möglichst geringe Medikamentendosis eingesetzt wird, eine Verteilung der Tagesdosis auf mehrere Einzeldosen erfolgt und **Retardpräparate** mit langsamer Substanzfreisetzung gewählt werden. Da Carbamazepin die Verfügbarkeit von Folsäure (Vitamin B) herabsetzt, soll ab der Planung einer Schwangerschaft bis mindestens zur zehnten Schwangerschaftswoche täglich 0,8 mg Folsäure von der Mutter eingenommen werden.

Zum Stillen bei Carbamazepin-Therapie liegen Daten zu mehr als hundertfünfzig Mutter-Kind-Paaren vor, bei den meisten gestillten Kindern wurden keine unerwünschten Symptome beobachtet. Stillen erscheint bei **Monotherapie** und guter Beobachtung des Kindes akzeptabel.

Lamotrigin

Aufgrund von Interaktionen mit oralen Kontrazeptiva (»Pille«) ist darauf zu achten, dass der Lamotrigin-Spiegel nach Absetzen der hormonellen Verhütung nicht unnötig hoch ist. Ansonsten ist Lamotrigin in der Schwangerschaft und Stillzeit gut verträglich.

Zum Stillen unter Lamotrigin-Therapie ist zu beachten, dass es in relevanten Mengen in der Muttermilch erscheint. Beim Säugling wird es nur langsam abgebaut, sodass bei einigen gestillten Kindern Lamotrigin-Spiegel nachgewiesen werden.

Lithium

Lithiumeinnahme in der **Schwangerschaft** kann Fehlbildungen im Herz-Kreislauf-System des Ungeborenen auslösen. Dabei wurden selten eine Unterfunktion der Schilddrüse, Herzrhythmusstörungen und Störungen des Ausscheidungssystems des Neugeborenen beobachtet, die unmittelbar nach der Geburt gut behandelt werden können. Darüber hinaus können in Kombination Lethargie, Trinkschwäche, schnelles Atmen, schneller Puls, Blaufärbung der Lippen und Haut, Temperaturregulationsstörungen und Muskelunterspannung auftreten. Die Risiken für Fehlbildungen können mit Dosisreduzierungen, Aufteilung der Tagesdosen und durch **Retardpräparate** vermindert werden. All diese Maßnahmen führen zu einem niedrigen Lithiumspiegel im Körper der Mutter und über die Nabelschnur auch beim Ungeborenen.

Ist die Einnahme von Lithium im ersten Schwangerschaftsdrittel (bis zu zwölften Schwangerschaftswoche) erfolgt, sollten weiterführende Untersuchungen durch Ultraschall (Sonografie) und Echografie des Herz-Kreislauf-Systems des Ungeborenen in spezialisierten Zentren erfolgen.

Da der Lithiumstoffwechsel während der Schwangerschaft meist ansteigt, sollte der Lithiumspiegel engmaschig (z. B. monatlich) kontrolliert und die Dosis gegebenenfalls angepasst werden. Es empfiehlt sich, auch die Schilddrüsenparameter regelmäßig zu überwachen, um eine mütterliche Schilddrüsenunterfunktion während der Schwangerschaft auszuschließen. Unter der **Geburt** und im **Wochenbett** ist auf eine ausreichende Flüssigkeitszufuhr bei der Mutter zu achten, um gesundheitsschädliche Lithiumkonzentrationen bei Mutter und Kind zu vermeiden.

Stillen unter Lithiumtherapie: Die meisten gestillten Kinder zeigten im Vergleich mit der Mutter bei deutlich niedrigeren Lithiumspiegeln keine Auffälligkeiten. Achtung ist geboten bei zu hohen Lithiumspiegeln der Mütter, einem Flüssigkeitsmangel des Säuglings (z. B. Fieber) oder bei gestörter Nierenfunktion. Das Stillen unter Lithiumtherapie kann deshalb nicht allgemein empfohlen werden, kann aber im Einzelfall akzeptabel sein. Als Alternative sind auch Varianten des Teilstillens möglich.

ZUSAMMENFASSUNG

- Der Einsatz von Lithium ist nach individueller Nutzen-Risiko-Abwägung in der Schwangerschaft akzeptabel, wenn eine Behandlung mit nicht fruchtschädigen **Phasenprophylaktika** nicht infrage kommt.

- Der Einsatz von Lithium bei stillenden Frauen erfordert ebenfalls eine sorgfältige und individuelle Nutzen-Risiko-Abwägung unter Einbeziehung der oben beschriebenen Risiken und Vorsichtsmaßnahmen.

Valproat

Valproat ist zur Behandlung von Bipolaren Störungen in der Schwangerschaft **kontraindiziert**. Bei Betroffenen im gebärfähigen Alter sollte es deshalb nach Möglichkeit vermieden werden. Falls es dennoch zum Einsatz kommt, sollte eine konsequente Verhütung durchgeführt werden. Im Falle einer eingetretenen Schwangerschaft ist eine umfassende Beratung durch alle Behandelnden erforderlich.

ZUSAMMENFASSUNG

- Valproat wird während der Schwangerschaft zur Behandlung von Bipolaren Störungen nicht empfohlen, weil es das Risiko für kindliche Fehlbildungen und neurokognitive Entwicklungsstörungen deutlich erhöht.
- Die sorgfältige, individuelle Nutzen-Risiko-Abwägung zur Valproat-Therapie bei stillenden Frauen muss auch die ausgeprägte **Teratogenität** (Entstehung von Fehlbildungen) im Falle einer während der Stillzeit eintretenden erneuten Schwangerschaft mit einbeziehen.

Neuroleptika

Antipsychotika der ersten Generation

Für keines der Antipsychotika der ersten Generation wurde bisher ein eindeutiger Hinweis auf **Teratogenität** gefunden. Haloperidol ist für die Anwendung in der **Schwangerschaft** am besten untersucht und kann eingesetzt werden. Ob Haloperidol in der **Stillzeit** eingesetzt werden kann, hängt u. a. von Dauer und Dosierung ab und ist im Einzelfall zu entscheiden.

Antipsychotika der zweiten Generation

Aripiprazol

Unter Aripiprazol-Therapie traten keine beobachteten Fehlbildungen auf. Bei Behandlung mit Aripiprazol bis zur **Geburt** können in den ersten Lebenstagen sogenannte Anpassungsprobleme auftreten. Da eine Anhäufung bei Mutter und Kind nicht auszuschließen ist, wird vom **Stillen** unter Aripiprazol-Therapie eher abgeraten.

ZUSAMMENFASSUNG

- Der Einsatz von Aripiprazol ist nach individueller Nutzen-Risiko-Abwägung in der Schwangerschaft akzeptabel.
- Vom Einsatz von Aripiprazol in der Stillzeit ist eher abzuraten.

Asenapin

Zu Asenapin liegen bisher keine Daten zur Anwendung in der Schwangerschaft und Stillzeit vor.

Clozapin

Studien zu Clozapin zeigten kein eindeutig erhöhtes Fehlbildungsrisiko. Bei Behandlung mit Clozapin bis zur **Geburt** können in den ersten Lebenstagen ausgeprägte Anpassungsprobleme beim Neugeborenen auftreten. Zum **Stillen** unter Clozapin liegen nur wenige Einzelfallberichte vor: Das Stillen unter Clozapin ist nicht zu empfehlen.

ZUSAMMENFASSUNG

- Der Einsatz von Clozapin ist nach individueller Nutzen-Risiko-Abwägung in der Schwangerschaft akzeptabel.
- Vom Stillen unter Clozapin ist eher abzuraten.

Loxapin

Zu Loxapin liegen bisher keine Daten zur Anwendung in der Schwangerschaft und Stillzeit vor.

Quetiapin

Quetiapin ist das derzeit am besten untersuchte Antipsychotikum der zweiten Generation, das während der **Schwangerschaft** eingesetzt werden kann. Es ergab keinen Hinweis auf ein erhöhtes Fehlbildungsrisiko. Da unter Quetiapin das Risiko für die Entstehung eines **Schwangerschaftsdiabetes** steigt, sollten die Blutzuckerwerte bei der Mutter regelmäßig kontrolliert werden. Unter Quetiapin-Therapie kann **gestillt** werden, da nur ein sehr geringer Übergang in die Muttermilch auftritt.

ZUSAMMENFASSUNG

- Der Einsatz von Quetiapin bei Schwangeren und Stillenden ist nach individueller Nutzen-Risiko-Abwägung akzeptabel.

Olanzapin

Olanzapin ist ein gut untersuchtes Antipsychotikum der zweiten Generation, das während der **Schwangerschaft** eingesetzt werden kann. Es ergab keinen Hinweis auf ein erhöhtes Fehlbildungsrisiko. Da unter Olanzapin das Risiko für die Entstehung eines **Schwangerschaftsdiabetes** steigt, sollten die Blutzuckerwerte bei der Mutter regelmäßig kontrolliert werden. Unter Olanzapin-Therapie kann **gestillt** werden, da nur ein sehr geringer Übergang in die Muttermilch auftritt.

ZUSAMMENFASSUNG

- Der **indikationsgerechte** Einsatz von Olanzapin ist nach individueller Nutzen-Risiko-Abwägung bei Schwangeren und Stillenden akzeptabel.

Risperidon

Risperidon ist ein gut untersuchtes Antipsychotikum der zweiten Generation, das während der **Schwangerschaft** eingesetzt werden kann. Es gab einen geringen Hinweis auf ein erhöhtes Fehlbildungsrisiko, ein wiederkehrendes Fehlbildungsmuster wurde jedoch nicht gesehen. Da unter Risperidon das Risiko für die Entstehung eines **Schwangerschaftsdiabetes** steigt, sollten die Blutzuckerwerte bei der Mutter regelmäßig kontrolliert werden.

Bei Behandlung mit Risperidon bis zur **Geburt** können in den ersten Lebenstagen Anpassungsstörungen des Neugeborenen auftreten. **Stillen** bei **Monotherapie** und guter Beobachtung des Kindes erscheint aufgrund der bisher gesehenen guten Verträglichkeit und des eher geringen Übergangs in die Muttermilch akzeptabel.

ZUSAMMENFASSUNG

- Der Einsatz von Risperidon ist nach individueller Nutzen-Risiko-Abwägung unter Einbeziehung der oben genannten Studienergebnisse bei schwangeren und stillenden Frauen akzeptabel.

Ziprasidon

Für das selten eingesetzte Ziprasidon lag kein erhöhtes Fehlbildungsrisiko vor. Bei Behandlung mit Ziprasidon bis zur **Geburt** können in den ersten Lebenstagen Anpassungsstörungen des Neugeborenen auftreten. **Stillen** unter Ziprasidon-Therapie und guter Beobachtung des Kindes erscheint unter Vorbehalt akzeptabel, wenn der geringe Erfahrungsumfang des selten eingesetzten Medikaments berücksichtigt wird.

ZUSAMMENFASSUNG

- Der Einsatz von Ziprasidon ist nach individueller Nutzen-Risiko-Abwägung in der Schwangerschaft akzeptabel.
- Die Daten zur Stillzeit sind unzureichend für eine Bewertung.

Antidepressiva

In der Gruppe der **Antidepressiva** sind bislang Citalopram und Sertralin bezüglich ihrer Sicherheit und Verträglichkeit während der Einnahme in der Schwangerschaft am besten untersucht. Weniger geeignet für die Schwangerschaft erscheinen Fluoxetin und Paroxetin, da beide ein leicht erhöhtes Risiko für Herzfehlbildungen aufweisen. Aufgrund des langsamen Abbaus von Fluoxetin können ausgeprägte Anpassungsprobleme beim Neugeborenen auftreten und sich anhäufen.

Auch die Anwendung anderer Wirkstoffe, wie z. B. Amitriptylin zur Behandlung schwangerer und stillender Frauen ist akzeptabel. Ebenso kann Bupropion bei schwangeren Frauen eingesetzt werden, eine Behandlung während der Stillzeit ist individuell zu prüfen.

Anmerkung: Zu individuellen Arzneimitteln und einzelnen Diagnosen (wie z. B. Bipolare Störung) erhalten Frauen mit Kinderwunsch, Schwangere und Stillende wissenschaftlich fundierte und kostenfreie Beratung beim Beratungszentrum der Charité – Universitätsmedizin Berlin: www.embryotox.de oder telefonisch unter +4930 450 525 700.

Psychotherapie

Genauere Studien zur Wirksamkeit von Psychotherapie fehlen. Da psychotherapeutische Maßnahmen jedoch geeignet sind, Stress und Ängste abzubauen oder unrealistische Erwartungen zu korrigieren, spricht viel für den Einsatz einer unterstützenden Psychotherapie.

Empfehlung: Psychotherapie – Therapie-spezifisch 2	Empfehlungsgrad
Bei schwangeren oder stillenden Patientinnen soll eine spezifische Psychotherapie, die wesentliche Elemente wie z. B. **Psychoedukation**, individuelle **Rezidivanalyse** und Identifikation von Frühwarnsymptomen beinhaltet, zur Behandlung depressiver oder manischer **Episoden** zusätzlich zur medikamentösen Behandlung angeboten werden.	**KKP**

Empfehlung: Pharmakotherapie – Therapie-spezifisch 3	Empfehlungsgrad
Wenn eine schwangere oder stillende Patientin trotz eingehender Aufklärung über die Notwendigkeit einer akuten oder langfristigen **Pharmakotherapie** oder anderer biologischer Behandlungsmaßnahmen diese ablehnt, kann ihr eine spezifische Psychotherapie angeboten werden.	**KKP**

Nichtmedikamentöse somatische Therapieverfahren

Beachte: Im Folgenden wird der aktuelle Wissensstand zu Risiken und besonderen Herausforderungen bei Betroffenen mit Kinderwunsch sowie in Schwangerschaft und Stillzeit für einzelne nichtmedikamentöse **somatische** Therapieverfahren näher beleuchtet. Parallel dazu sollen die entsprechenden Aussagen der Kapitel 4.2–4.4 konsultiert werden.

Elektrokonvulsionstherapie

Es kann davon ausgegangen werden, dass eine **Elektrokonvulsionstherapie** (EKT) bei schwangeren Betroffenen ohne wesentliche Risikoerhöhung, über das übliche Risiko einer Kurznarkose hinaus, durchgeführt werden kann. Ein geringfügig erhöhtes Gesundheitsrisiko für das Kind kann aufgrund der bestehenden Fallberichte jedoch nicht sicher ausgeschlossen werden.

ZUSAMMENFASSUNG

- Trotz fehlender **Evidenz** stellt die EKT aufgrund klinischer Erfahrung bei Versagen oder **Kontraindikation** anderer Therapiemaßnahmen zur Behandlung Bipolarer Störungen in der Schwangerschaft und **postpartal** eine therapeutische Option dar.
- Limitierender Faktor: Spezielle Narkoserisiken für Mutter und Kind müssen beachtet werden.

Neuere Hirnstimulationsverfahren

Repetitive transkranielle Magnetstimulation

Zur rTMS-Behandlung bei schwangeren Betroffenen mit Bipolaren Störungen liegen bislang lediglich Einzelfallberichte vor, in denen keine Nebenwirkungen für Mutter und Kind beschrieben wurden.

ZUSAMMENFASSUNG

- Es liegen keine Studienergebnisse und keine hinreichende klinische Erfahrung zur **repetitiven transkraniellen Magnetstimulation** (rTMS) in Schwangerschaft und Stillzeit vor.

Vagusnervstimulation

Bislang wurde nur vereinzelt über die Anwendung der VNS in der Schwangerschaft berichtet.

Lichttherapie

Die Anwendung bei Menschen mit Bipolaren Störungen in der Schwangerschaft wurde hierbei nicht speziell untersucht, angesichts der guten Verträglichkeit ist sie im Einzelfall nicht grundsätzlich ausgeschlossen.

Altersspezifische Besonderheiten

Es gibt einige Besonderheiten, die bei Menschen mit Bipolaren Störungen über 65 Jahren zu beachten sind. Es soll jedoch betont werden, dass ein Alter über 65 Jahre keine Einschränkung der therapeutischen Möglichkeiten bedeutet.

Medikamentöse Therapie

Die folgenden Therapieempfehlungen orientieren sich an Studien mit gemischten Altersgruppen. Als Besonderheiten im Alter sind u. a. ein veränderter Stoffwechsel sowie verlangsamte Abbauvorgänge von Medikamenten zu beachten. Da in höherem Alter noch zusätzliche körperliche oder psychische Erkrankungen vorliegen können, muss häufig eine Mehrfachverordnung unterschiedlicher Arzneimittel beachtet werden. Dadurch steigt das Risiko für Wechselwirkungen der Medikamente und unerwünschte Nebenwirkungen (z. B. eingeschränkte Mobilität, Sturzneigung und Sehverschlechterung). Eine besondere Vorsicht ist in höherem Alter (+65) bei der gleichzeitigen Einnahme von fünf oder mehr Medikamenten geboten.

Statement: ältere Patienten/Medikamente – Therapie-spezifisch 6	Empfehlungsgrad
Bei der Pharmakotherapie von älteren Patienten sind die veränderte **Pharmakokinetik**, **Pharmakodynamik** und die Interaktion mit anderen Medikamenten zu beachten. Die im Alter erhöhte **somatische** und psychische **Komorbidität** und die häufige Multimorbidität müssen berücksichtigt werden. Zudem weisen ältere Patienten eine erhöhte Empfindlichkeit für Nebenwirkungen auf. Dosierungen sind dementsprechend anzupassen.	**Statement**

Stimmungsstabilisierer

Carbamazepin

Die Einnahme von Carbamazepin im Alter ist aktuell nicht gut erforscht. Bekannt ist, dass die Ausscheidung von Carbamazepin bei älteren Menschen deutlich reduziert ist, was ein erhöhtes Risiko für Nebenwirkungen bewirkt (zentrales Nervensystem, Stoffwechsel, Herz, Magen-Darm-Trakt).

Statement: ältere Patienten/Stimmungsstabilisierer – Therapie-spezifisch 7	Empfehlungsgrad
Carbamazepin ist wegen der schlechteren Verträglichkeit **nicht gut** zur Behandlung älterer Patienten **geeignet**. Sollte dennoch eine Therapie mit Carbamazepin erfolgen, müssen die veränderte **Pharmakokinetik** und **Pharmakodynamik**, **Komorbiditäten** und mögliche Interaktion mit anderen Medikamenten berücksichtigt werden.	**Statement**

Lamotrigin

Es gibt Hinweise, dass positive Effekte auf den Verlauf Bipolarer Störungen und eine gute Verträglichkeit vorliegen. Bei eingeschränkter Leber- und/oder Nierenfunktion sollte eine niedrigere Dosis eingesetzt werden.

Statement: ältere Patienten/Lamotrigin – Therapie-spezifisch 8	Empfehlungsgrad
Lamotrigin kann auch im Alter eine Behandlungsoption sein, eine abschließende Beurteilung ist jedoch noch nicht möglich.	**Statement**

Lithium

Es liegen Daten für ältere Betroffene vor, die eine Wirksamkeit bei einem niedrigen Lithiumspiegel (um 0,6 mmol/l) angeben. Andere Autoren empfehlen, auch in höherem Alter Lithiumspiegel um 0,8 mmol/l anzustreben, um eine volle Wirkung zu erhalten. Die Dosierung ist bei älteren Menschen (+65 Jahre) anzupassen. Studien zeigten, dass ältere von Bipolaren Störungen Betroffene um 36 % reduzierte Tagesdosen benötigten, um wirksame Lithiumspiegel aufzubauen. Es sollten zu Beginn einer Lithiumtherapie die übliche Tagesdosis halbiert und auf zwei Gaben pro Tag verteilt werden, um Lithiumspiegelspitzen zu vermeiden. Dennoch sei oft auch eine einmalige Tagesdosis möglich. Da die Nierenfunktion im Alter oft eingeschränkt ist, sind engmaschige Kontrollen von Lithiumspiegeln und Nierenparametern empfehlenswert. Da Flüssigkeitsmangel im Alter häufiger auftritt, kann dies zu Lithiumvergiftungen führen. Über die Folgen eines bestehenden Flüssigkeitsmangels (zum Beispiel zu geringe Flüssigkeitszufuhr, Fieber, Durchfall usw.) müssen Betroffene und ihre Betreuungspersonen detailliert aufgeklärt werden.

Fallberichte weisen auf eine mögliche erhöhte Giftigkeit im Nervensystem hin. Bekannt ist auch, dass Lithiumspiegel durch gleichzeitige Einnahme weiterer spezifischer blutdrucksenkender Medikamente (**Diuretika**, **ACE-Hemmer**, nichtsteroidale **Antiphlogistika**) erhöht oder gesenkt werden können.

Statement: ältere Patienten/Lithium – Therapie-spezifisch 9	Empfehlungsgrad
Lithium kann auch bei älteren Patienten mit Bipolaren Störungen angewandt werden. Die veränderte **Pharmakokinetik** und **Pharmakodynamik**, **Komorbiditäten** und mögliche Interaktion mit anderen Medikamenten müssen berücksichtigt werden.	**Statement**

Valproat

Ist die Leber- und/oder Nierenfunktion eingeschränkt, können die Verstoffwechselung und der Abbau von Valproat reduziert sein, sodass eine Dosisreduktion notwendig ist. Auch vermehrte Müdigkeit und Schläfrigkeit sowie Beschwerden im Magen-Darm-Trakt benötigen eine Verringerung der Dosis.

Es ist zu beachten, dass Valproat in Stoffwechselvorgänge anderer Medikamente eingreift. Besonders gravierende Folgen treten in Wechselwirkung mit dem blutverdünnenden Arzneimittel Marcumar auf.

Statement: ältere Patienten/Valproat – Therapie-spezifisch 10	**Empfehlungsgrad**
Valproat kann auch bei älteren Patienten mit Bipolaren Störungen angewandt werden. Die veränderte **Pharmakokinetik** und **Pharmakodynamik**, **Komorbiditäten** und mögliche Interaktion mit anderen Medikamenten müssen berücksichtigt werden.	**Statement**

Neuroleptika

Typische Neuroleptika

Eingeschränkt ist ihre Verwendung unter anderem durch ein erhöhtes Nebenwirkungsrisiko. Hierzu zählen u. a. Bewegungsstörungen (**Dyskinesien**) und Herzrhythmusstörungen sowie Störungen des Nervensystems (vegetativ, peripher, zentral).

Statement: ältere Patienten/Neuroleptika – Therapie-spezifisch 11	**Empfehlungsgrad**
Typische **Neuroleptika** können in der **Notfallsituation** und zur **Kurzzeittherapie** zum Einsatz kommen. Bei vorhandener **Indikation** zu einer längerfristigen neuroleptischen Behandlung stellen typische Neuroleptika nicht die erste Behandlungsoption dar.	**Statement**

Atypische Neuroleptika

Unter **atypischen Neuroleptika** treten weniger Nebenwirkungen auf, und wenn, sind sie meist schwach ausgeprägt. Im Alter wichtig sind die routinemäßig zu erfolgenden Untersuchungen wie EKG- und Gewichtskontrollen sowie Blutzuckermessungen.

Zu beachten sind Arzneimittelinteraktionen bei Betroffenen (+65 Jahre) mit folgenden medikamentösen Kombinationen:

- Antidementiva (Mittel gegen Demenzen)
- **Antidepressiva**, Antiallergika, Parkinsonmedikamente
- Medikamente, die Blutzellen schädigen können, wie Carbamazepin, Metamizol, einige Thyreostatika (Schilddrüsenmedikamente) in Kombination mit Clozapin
- Medikamente, die das Reizleitungssystem des Herzens und damit den Herzrhythmus beeinflussen können (Antiarrhythmika, Antibiotika, Antihistaminika, Antimykotika)

Statement: **ältere Patienten/atypische Neuroleptika – Therapie-spezifisch 12**	**Empfehlungsgrad**
Bei einer **Indikation** für eine neuroleptische Behandlung ist bei älteren Patienten den **atypischen Neuroleptika** der **Vorzug zu geben**. **Kardiale** und **metabolische** Nebenwirkungen, die bei den einzelnen Substanzen unterschiedlich ausgeprägt sind, sind bei der Indikationsstellung und im Monitoring der Behandlung besonders zu beachten.	**Statement**

Antidepressiva

Die Auswahl eines geeigneten **Antidepressivums** hängt von möglichen arzneimittelbedingten Risiken ab: SSRI (Serotoninwiederaufnahmehemmer) sind für ältere Betroffene besser verträglich als die älteren »**trizyklischen**« Antidepressiva, die Herz-Kreislauf-Probleme und Nebenwirkungen im vegetativen Nervensystem auslösen können. Mögliches Risikoprofil von SSRI: Bewegungsstörungen, Unruhe, niedrige Natriumspiegel, selten zusammen mit blutverdünnenden Medikamenten Blutungen im Magen-Darm-Trakt.

Statement: ältere Patienten/Antidepressiva – Therapie-spezifisch 13	**Empfehlungsgrad**
Bei einer **Indikation** für eine Behandlung mit einem **Antidepressivum** ist bei älteren Patienten den **neueren Substanzen** wie den SSRI aufgrund des oftmals günstigeren Nebenwirkungs- und Interaktionsprofils der **Vorzug zu geben**. Die substanzspezifischen Risiken für unerwünschte Wirkungen und Interaktionen sind bei der Indikationsstellung und im Monitoring der Behandlung zu beachten.	**Statement**

Psychotherapie

Es liegen keine altersspezifischen Vergleiche und auch keine Belege vor, die die Besonderheiten einer Psychotherapie bei älteren Menschen mit Bipolaren Störungen (+65 Jahre) aufzeigen. Die meisten Studien wurden mit Betroffenen zwischen 18 und siebzig Jahren oder jünger durchgeführt.

Statement: ältere Patienten/Psychotherapie – Therapie-spezifisch 14	Empfehlungsgrad
Es gibt bislang keine Hinweise auf altersspezifische Besonderheiten bei der psychotherapeutischen Behandlung erwachsener Patienten mit Bipolaren Störungen.	**Statement**

Fazit und praktische Hinweise

- Höheres Alter (+65 Jahre) soll keine Einschränkung der Therapiemöglichkeiten bedeuten.
- Vor allem ältere Menschen mit Bipolaren Störungen sind es, die mit längerer Erkrankungsgeschichte behandlungsbedürftig sind.
- Während der Therapie mit **Psychopharmaka** muss der im Alter veränderte Medikamentenstoffwechsel ebenso beachtet werden wie Medikamentenabbau/-ausscheidung sowie Wechselwirkung mit weiteren, zusätzlichen Medikamenten.
- Berücksichtigt werden müssen auch die im höheren Lebensalter vermehrt auftretenden Zweit- und Mehrfacherkrankungen.
- Bekannt ist ebenso die generell höhere Empfindlichkeit Älterer für die Entwicklung von Nebenwirkungen.
- In der Psychotherapieforschung gibt es bislang keine Hinweise, dass altersspezifische Unterschiede bei der Therapie eine Rolle spielen. Geachtet werden soll auf eine größere Schrift bei therapiebegleitenden Materialien. Berücksichtigt werden sollen auch vorkommende Gedächtnisprobleme.
- Zu nichtmedikamentösen, körperlichen Behandlungen (wie z. B. der gut wirksamen **Elektrokonvulsionstherapie**) ist zurzeit keine studiengestützte Aussage möglich.

Psychiatrische Mehrfacherkrankungen (Komorbidität)

Bipolare Störungen mit Angststörung

Medikamentöse Therapie

Empfehlung: Komorbidität Angst- oder Panikstörung – Therapie-spezifisch 15	Empfehlungsgrad
Bei Patienten mit einer Bipolaren Störung und einer **komorbiden** Generalisierten Angststörung oder Panikstörung kann Quetiapin in einer Dosis zwischen 50–300 mg eingesetzt werden.	**0**

Empfehlung: Komorbidität Angst- oder Panikstörung – Therapie-spezifisch 16	Empfehlungsgrad
Abratend: Bei Patienten mit einer Bipolaren Störung und einer **komorbiden** Generalisierten Angststörung oder Panikstörung sollte Valproat zur Behandlung der Angststörung **nicht** eingesetzt werden.	**B**

Empfehlung: Komorbidität Angst- oder Panikstörung – Therapie-spezifisch 17	Empfehlungsgrad
Abratend: Bei Patienten mit einer Bipolaren Störung und einer **komorbiden** Generalisierten Angststörung oder Panikstörung kann Ziprasidon zur Behandlung der Angststörung **nicht** empfohlen werden.	**0**

Psychotherapie

Empfehlung: Komorbidität Angststörung – Therapie-spezifisch 18	Empfehlungsgrad
Psychotherapie, bevorzugt KVT, sollte zur Behandlung einer **komorbiden** Angststörung bei Patienten mit Bipolaren Störungen angeboten werden.	**B**

Fazit

Liegt neben einer Bipolaren Störung auch eine Angststörung vor, ist das Risiko für bipolare **Episoden** erhöht; dies muss bei der Behandlung berücksichtigt werden.

Für die Substanz Quetiapin liegt eine Studie vor, die eine deutliche Besserung der Angstsymptome nachweisen konnte. Zur Wirksamkeit von begleitender Psychotherapie gibt es wenig Belegbares. Nur indirekt können durch Studien zur Behandlung unipolarer **Depressionen** mit begleitender Angststörung positive Effekte von Psychotherapie belegt und empfohlen werden.

Bipolare Störung mit Alkoholabhängigkeit

Eine begleitende Alkoholabhängigkeit ist häufig und verhindert oft ein Leben außerhalb von Krankheitsphasen. Die Alkoholkrankheit muss stets mitbehandelt werden, besonders im Hinblick auf ihre psychischen Auswirkungen sowie bei körperlichen Schäden. Bei psychischen Krisen (manische/depressive/gemischte Episoden, Selbsttötungsabsichten) wird die Bipolarität vorrangig behandelt. Außerhalb dieser Krisen liegt der Behandlungsschwerpunkt auf der Alkoholkrankheit.

Bipolare Störung mit Abhängigkeit von stimulierenden illegalen Drogen (Kokain und Amphetaminen)

Kokain und andere anregende **Psychostimulanzien** werden im Vergleich mit Alkohol von bipolar Betroffenen seltener konsumiert. Bei schädlichem Gebrauch bzw. bei einer Abhängigkeit gibt es keine gesicherte medikamentöse Therapie.

Empfehlung: **Komorbidität Alkoholabhängigkeit – Therapie-spezifisch 19**	**Empfehlungsgrad**
Abratend: Für Patienten mit einer Bipolaren Störung und einer **komorbiden** Kokainabhängigkeit sollte adjunktives Lamotrigin zur Behandlung der Suchterkrankung **nicht** eingesetzt werden.	**B**

Bipolare Störung mit Impulskontrollstörungen und Essstörungen sowie Aufmerksamkeitsdefizit-/Hyperaktivitätsstörung (ADHS)

Es gibt nur wenige Studien zur Behandlung von **Impulskontrollstörungen** oder ADHS bei gleichzeitig bestehenden Bipolaren Störungen. Nur indirekt (wie am Beispiel der unipolaren Depression) können Schlüsse zur Behandlung gezogen werden. Die Medikamentenwirkung auf die Begleiterkrankung der bei Bipolaren Störungen verordneten Medikamente muss beachtet werden, da sie sowohl einen positiven wie auch negativen Einfluss auf die Begleiterkrankungen haben kann. Bei begleitenden Essstörungen verhält es sich auch so.

Bipolare Störung mit Persönlichkeitsstörung

Statement: Komorbidität – Therapie-spezifisch 20	Empfehlungsgrad
Komorbidität mit Abhängigkeitserkrankungen, Angststörungen und Persönlichkeitsstörungen kommt sehr häufig vor. Bei der Therapieplanung ist es wichtig, im Einzelfall vorliegende komorbide psychische Störungen hinreichend zu berücksichtigen und das therapeutische Vorgehen anzupassen.	**Statement**

Bipolare Störung und körperliche Zweit- und Mehrfacherkrankungen

Bei Mehrfacherkrankungen soll eine adäquate Behandlung der Bipolaren Störungen sowie der bestehenden körperlichen Begleiterkrankung erfolgen. Auch sollen vorbeugende Maßnahmen (wie z. B. Früherkennungschecks) ergriffen werden, um bereits bekannte Risiken nicht zu übersehen: Herz-Kreislauf-System, Zuckerstoffwechsel, Migräne, Muskel-Skelett-Erkrankungen.

Indirekte Evidenz aus der Behandlung unipolar depressiver Erkrankungen

Aus der Behandlung der unipolaren **Depression** leitet sich ab, dass eine Schulung zu den Themen Gewicht, Nikotinkonsum, Stressreduktion u. a. das Entstehen körperlicher Begleiterkrankungen reduziert.

Empfehlung: kardiometabolisches Risikoprofil – Therapie-spezifisch 21	Empfehlungsgrad
Strukturierte **nichtpharmakologische** Interventionen zur Modifikation von Lifestyle und Gesundheitsverhalten mit edukativen, beratenden und/oder psychotherapeutischen Elementen können zur Verbesserung des **kardiometabolischen Risikoprofils** (BMI, RR) eingesetzt werden.	**0**

Statement: somatische Erkrankungen – Therapie-spezifisch 22	Empfehlungsgrad
Komorbidität mit **somatischen** Erkrankungen wie **kardiovaskulären** Erkrankungen, **metabolisches Syndrom** bzw. **Diabetes mellitus**, **muskuloskelettale Erkrankungen** und Migräne kommt sehr häufig vor. Bei der Therapieplanung ist es wichtig, im Einzelfall vorliegende komorbide somatische Erkrankungen hinreichend zu berücksichtigen und das therapeutische Vorgehen anzupassen. Präventive Ansätze, inklusive Früherkennungsmaßnahmen für häufige komorbide somatische Erkrankungen, sollten auf die besonderen Bedürfnisse bipolarer Patienten (wenn diese im speziellen Fall eine wesentliche Rolle spielen) ausgerichtet werden.	**Statement**

Therapieresistenz einschließlich schneller Stimmungswechsel (Rapid Cycling)

Definition Therapieresistenz

Zeigen Erkrankte ein nur teilweises oder gar kein Ansprechen auf die Behandlung, wird die Therapie angepasst. Es gibt jedoch eine nicht geringe Anzahl von

Betroffenen, die auch auf eine weitere optimierte und kontrollierte Anpassung nicht ausreichend gut ansprechen. Sollten mehrere überwachte Behandlungsversuche mit Medikamenten gemäß der Leitlinie gar keine im Alltag relevante Besserung erzielen, wird von einer **Therapieresistenz** gesprochen. Dabei ist es wichtig, dass das übergeordnete Ziel einer jeden Behandlung die Aufrechterhaltung einer möglichst hohen Teilhabe an den Aktivitäten des täglichen Lebens ist und nicht nur die Reduktion der akuten Symptomatik.

Bei Erkrankten mit unipolar depressiven Verläufen wird eine Therapieresistenz allgemein dann festgestellt, wenn Betroffene auf mindestens zwei erfolgte Behandlungsversuche mit verschiedenen antidepressiven Wirkstoffklassen nicht ausreichend gut angesprochen haben. Ein Behandlungsversuch muss ausreichend lange und in ausreichend hoher Dosierung erfolgt sein. Bei bipolaren Verläufen ist es aufgrund der unterschiedlichen Therapiemaßnahmen in den Phasen der Erkrankung schwieriger, eine Therapieresistenz zu definieren.

Sowohl bei unipolar depressiven als auch bipolaren Krankheitsverläufen ist es wichtig, eine Unverträglichkeit von Medikamenten oder eine vermeintliche Therapieresistenz (Pseudotherapieresistenz) von einer »echten« Therapieresistenz zu unterscheiden. Eine Pseudotherapieresistenz kann bei diagnostischen Problemen vorkommen: Als Fehldiagnose bei gleichzeitigen anderen psychiatrischen oder körperlichen Erkrankungen oder durch eine bislang unerkannte psychische Erkrankung, welche die Symptomatik aufrechterhält. Aber auch Medikamente können manische oder depressive Symptome ebenso verursachen wie inadäquat durchgeführte Behandlungsversuche (zu kurz verabreichte Medikamente, ungeeignete Dosis oder Therapieverfahren). Eingeschränkte Therapietreue, also eine unzureichende Mitarbeit Betroffener, sowie unerkannte psychosoziale Faktoren, die die Symptomatik verursachen oder aufrechterhalten, können einen hohen Krankheitsgewinn verursachen.

Therapieoptionen bei Therapieresistenz

Medikamentöse Therapie

Therapieresistenz bedeutet ein Nichtansprechen auf mindestens zwei adäquat durchgeführte Therapien. Das bedeutet bei einer medikamentösen Behandlung, dass eine ausreichende Tagesdosis über eine ausreichend lange Zeit eingenommen wurde, und wenn möglich der Blutspiegel (Menge des Medikamentes im Blut) gemessen wurde, um zu kontrollieren, ob überhaupt ein therapeutischer Spiegel erreicht wurde. Die häufigsten Ursachen für ein fehlendes Therapieansprechen sind entweder nicht eingenommene oder nicht konsequent genug eingenommene Medikamente. Bei nicht ausreichendem Therapieansprechen trotz adäquater Behandlung kommen in der medikamentösen Behandlung alle für die Betroffenengruppe mit Bipolaren Störungen insgesamt genannten Optionen potenziell infrage.

Empfehlung: Therapieresistenz – Therapie-spezifisch 23	Empfehlungsgrad
Zur Behandlung einer **therapierefraktären** depressiven **Episode** kann Ketamin i. v. (0,5 mg/kg) als einmalige Kurzinfusion zur kurzfristigen Symptomlinderung eingesetzt werden. Limitierende Faktoren: Eine abschließende Bewertung zur antidepressiven Wirksamkeit ist aufgrund der eingeschränkten Datenlage aktuell nicht möglich. Eine Wirksamkeit über drei Tage hinaus ist nicht belegt. Es ist unklar, wie die Anschlussbehandlung erfolgen soll.	0

Nichtmedikamentöse somatische Therapieverfahren

Empfehlung: Therapieresistenz –Therapie-spezifisch 24	Empfehlungsgrad
Die **Elektrokonvulsionstherapie** (EKT) sollte zur Behandlung **therapieresistenter** depressiver **Episoden** im Rahmen einer Bipolaren Störung eingesetzt werden. Limitierende Faktoren: Diese Empfehlung basiert auf einer **randomisierten**, aber nicht **placebokontrollierten** Studie mit einem **pharmakologischen** Stufentherapieschema als Vergleichsbedingung sowie auf Studien bei unipolarer Depression. Häufige Nebenwirkungen sind Kopfschmerzen und vorübergehende kognitive Beeinträchtigungen. Schwerwiegende Nebenwirkungen sind die Risiken der Narkose.	B

Unterstützende Therapieverfahren

Zur Rolle unterstützender Therapieverfahren bei **Rapid Cycling** gibt es bislang keine aussagekräftigen Studien.

Sonderform Rapid Cycling

Bei **Rapid Cycling** gelingt die Reduktion der Krankheitsphasen selten. Von einem Rapid-Cycling-Verlauf spricht man, wenn vier oder mehr Krankheitsphasen innerhalb von zwölf Monaten auftreten.

Medikamentöse Therapie

Da ein Zusammenhang zwischen einer Behandlung mit **Antidepressiva** und dem Entstehen von Rapid Cycling gefunden wurde, wird eine Behandlung mit Antidepressiva eher vermieden.

Psychotherapie

Zur psychotherapeutischen Behandlung von Betroffenen mit Rapid Cycling liegen bislang nur vielversprechende Fallberichte vor, aber keine wissenschaftlich fundierten Untersuchungen.

Nichtmedikamentöse somatische Behandlungsmethoden

Elektrokonvulsionstherapie

Es konnte keine Studie zur Bewertung der **Evidenzlage** herangezogen werden.

Wachtherapie

Bei einem hohen Anteil von Bipolaren Störungen Betroffener mit Rapid Cycling wurde über eine erhöhte **Switch-Rate** von **Depression** zur **Manie** berichtet. Dies sollte bei gleichzeitiger medikamentöser Therapie berücksichtigt werden.

Unterstützende Therapieverfahren

Zur Rolle unterstützender Therapieverfahren bei dieser spezifischen Gruppe von Betroffenen liegt keine wissenschaftlich fundierte Untersuchung vor. Im individuellen Fall muss die Übertragbarkeit zur Gruppe der von Bipolaren Störungen Betroffenen überprüft werden.

Sonderfall Ultrarapid Cycling

Es gibt Betroffene, bei denen sich die Phasen sogar innerhalb von mehreren Tagen abwechseln. Dies wird als **Ultrarapid Cycling** bezeichnet.

Empfehlungen

Empfehlung: Rapid Cycling – Therapie-spezifisch 25	Empfehlungsgrad
Lamotrigin kann zur **Phasenprophylaxe** bei Bipolaren Störungen bei Patienten mit **Rapid Cycling** eingesetzt werden.	**0**

Statement: Rapid Cycling – Therapie-spezifisch 26	Empfehlungsgrad
Trotz fehlender systematischer Studien legen Einzelfallberichte nahe, dass auch Betroffene mit **Rapid Cycling** von einem entsprechend adaptierten Vorgehen in der Psychotherapie profitieren können.	**Statement**

Statement: Rapid Cycling – Therapie-spezifisch 27	Empfehlungsgrad
Trotz fehlender **Evidenz** stellt EKT aufgrund klinischer Erfahrung bei Versagen anderer Therapiemaßnahmen zur Behandlung von **Rapid-Cycling**-Verläufen eine therapeutische Option dar.	**Statement**

Statement: Rapid Cycling – Therapie-spezifisch 28	Empfehlungsgrad
Es liegen keine Studienergebnisse und keine hinreichende klinische Erfahrung zur **repetitiven transkraniellen Magnetstimulation** (rTMS) bei speziellen Verlaufsformen Bipolarer Störungen vor.	**Statement**

Statement: Rapid Cycling – Therapie-spezifisch 29	Empfehlungsgrad
Obwohl aktuell eine offene Studie darauf hinweist, dass die **Vagusnervstimulation** (VNS) den Verlauf bei **Rapid Cycling** günstig beeinflusst, kann derzeit noch **keine** Behandlungsempfehlung gegeben werden.	**Statement**

Tipps und praktische Hinweise für Betroffene und Angehörige

Bipolare Störungen sind chronische Erkrankungen, bei denen eine individuell angepasste und optimierte Behandlung meistens ein weitgehend phasenfreies Leben erlaubt.

Die Therapie ist je nach Phase (Akutphase der **Manie**, **Depression** oder Mischphase oder zur Rückfallprophylaxe) unterschiedlich. Ein engmaschiger Kontakt zu den Behandelnden, nach Möglichkeit gemeinsam mit den Angehörigen, ermöglicht eine stetige individuelle Anpassung.

Lassen Sie sich die Risiken und Nebenwirkungen der Medikamente erläutern und besprechen Sie im Verlauf gemeinsam, ob die Risiko-Nutzen-Balance eingehalten wird: Überwiegt die positive Wirkung der Therapien in Bezug auf die Symptome die negativen Nebenwirkungen? Wenn nicht, besprechen Sie eine Anpassung der Therapie.

Besprechen Sie die körperlichen Auswirkungen der Therapie bzw. überprüfen Sie immer wieder, ob die gewählte Medikation oder Dosis noch die richtige ist, insbesondere, wenn Sie weitere Medikamente einnehmen müssen.

Lassen Sie sich bei Medikationsumstellungen engmaschig betreuen oder lassen Sie dies stationär umsetzen. Sprechen Sie über Nebenwirkungen und Einschränkungen durch die Medikamente und prüfen Sie regelmäßig, ob noch alle Medikamente nötig sind bzw. die Dosis nicht herabgesetzt werden kann.

Die therapeutische Beziehung ist wichtig für den Behandlungserfolg. Sollten Sie sich nicht wohlfühlen, wechseln Sie die Behandelnden.

Das Wissen über die eigene Erkrankung und das Erkennen der Frühwarnzeichen sowie das Erstellen eines Krisenplans sind wichtige Faktoren für einen guten Umgang mit Bipolaren Störungen. Erkundigen Sie sich zu den bestehenden Möglichkeiten hinsichtlich **Psychoedukation** und nehmen Sie diese Angebote wahr.

Ergründen Sie in phasenfreien Intervallen gemeinsam mit Behandelnden und Angehörigen Ihre Frühwarnzeichen und hilfreiche Handlungsmaßnahmen im Krisenfall.

Die Psychotherapieverfahren sind teilweise unterschiedlich in ihrer Herangehensweise. Probieren Sie aus, welche für Sie individuell die beste ist, insbesondere wenn weitere Probleme aus **Komorbiditäten** (weiteren Erkrankungen) bestehen.

Die **Interpersonelle und Soziale Rhythmustherapie** (IPSRT) ist erwiesen wirksam bei der Behandlung von Bipolaren Störungen. In Deutschland gibt es jedoch nur sehr wenige Therapeuten, die sie anbieten, und sie ist nicht als Kassenleistung anerkannt.

Auch Psychotherapie kann Nebenwirkungen haben. Besprechen Sie Probleme, die durch die Bearbeitung schwieriger Themen entstehen, mit der Therapeutin und den Menschen in Ihrem sozialen Umfeld. Dies kann Sie bei der Bewältigung unterstützen.

Die **Elektrokonvulsionstherapie** wird häufig als letztes Mittel der Wahl in Betracht gezogen. Manchmal ist es angezeigt, diese Therapiemöglichkeit durchaus auch schon früher in Erwägung zu ziehen. Lassen Sie sich diesbezüglich jedoch sehr gut aufklären und informieren Sie sich umfassend über diese Methode, um zu ergründen, ob diese Methode für Sie die passende ist. Sie kann vor allem in schwierigen Phasen eine sehr wirksame Therapie sein.

Ergänzen Sie klassisch-medizinische Therapien durch weitere Verfahren, die für Sie hilfreich sind und Ihnen guttun. Sport-, Kunst-, Ergo-, Musik-, Entspannungs- und achtsamkeitsbasierte Verfahren sind individuell hilfreich.

Licht- und Wachtherapie können bei manchen bipolaren Störungsverläufen negative Auswirkungen haben. Besprechen Sie diese Therapiemöglichkeiten ausführlich mit Ihren Behandelnden.

Lassen Sie regelmäßig Kontrolluntersuchungen durchführen, um den Wirkstoffspiegel der Medikamente zu beobachten und ggf. anpassen zu können, und um eine Beeinträchtigung von Organen zu vermeiden

Bei manchen Betroffenen bleibt ein Ansprechen auf Medikamente komplett aus (**Non-Response**). Ist dies bei Ihnen der Fall, besprechen Sie mit Ihren Behandelnden das weitere Vorgehen und alternative Behandlungsmöglichkeiten.

Manche Antidepressiva können im Rahmen eines Umschlagrisikos (**Switch-Risiko**) eine Manie auslösen. Besprechen Sie dieses Risiko vor dem Einsatz solcher Medikamente ausführlich mit einer Psychiaterin.

Die Einnahme der individuellen Medikation muss unter Umständen für den Rest des Lebens erfolgen, um die gewünschte Stabilität aufrechtzuerhalten. Viele Betroffene wünschen sich früher oder später, ihre Medikamente absetzen zu können. Setzen Sie ein Medikament nicht ohne Rücksprache mit Ihren Behandelnden und möglichst nicht abrupt ab. In den meisten Fällen werden Medikamente ausgeschlichen, um Absetzerscheinungen zu verhindern und einen Rückfall zu vermeiden.

Im Idealfall planen Sie einen Kinderwunsch frühzeitig, sodass die Medikamente entsprechend und rechtzeitig angepasst werden können. Werden Sie ungeplant schwanger, so besprechen Sie die zur Verfügung stehenden Möglichkeiten ausführlich mit allen Behandelnden und erstellen Sie eine individuelle Nutzen-Risiko-Analyse für den bestmöglichen Schutz und Umgang mit der Situation.

Bei Bipolaren Störungen im höheren Lebensalter ist zu beachten, dass die Therapie hinsichtlich der Veränderungen im Alter angepasst werden muss und häufig weitere Erkrankungen hinzukommen, bei der die verschiedenen Therapien sorgsam aufeinander abgestimmt werden müssen.

Im höheren Lebensalter sind Betroffene unter Umständen besonders auf die Hilfe und Unterstützung der Angehörigen angewiesen, damit eine optimale Behandlung erfolgen kann.

Liegen bei Ihnen zusätzliche psychische oder körperliche Erkrankungen vor, ist die Therapie sorgsam darauf abzustimmen. Sprechen Sie mit den Behandelnden ausführlich über weitere vorliegende Diagnosen, damit die Therapie optimal angepasst werden kann.

Kommt es zu häufigen Phasenwechseln, d. h. **(Ultra-)Rapid Cycling**, so ist die Therapie sorgsam darauf abzustimmen. Sprechen Sie mit den Behandelnden über die Möglichkeiten.

Wenn Sie auf keine Therapie ansprechen, besprechen Sie mit erfahrenen Behandelnden weitere Alternativen, die zur Verfügung stehen.

Suizidalität

Ursachen und Entstehung

Menschen mit Bipolaren Störungen erleben möglicherweise Phasen, in denen ihnen ihr Leben keine Freude mehr macht, sie hoffnungslos werden und in denen sich als weiteres Symptom eine Lebensmüdigkeit einstellen kann. Dabei kann es sich um eine spontane, völlig unüberlegte Reaktion handeln, um ein sich nach längerer **Depression** langsam aufbauendes Phänomen oder um den einzig denkbaren Ausweg.

Suizidalität, so bezeichnen die Mediziner das Gefühl und die Gedanken, nicht mehr weiterleben zu können und das Leben aktiv beenden zu wollen. Eine Suizidalität tritt am häufigsten im Rahmen seelischer Krisen oder Erkrankungen auf. Sie kann sich in verschiedenen Ausprägungen und Schweregraden zeigen. Das reicht von passiven lebensmüden Gedanken bis hin zu konkreten Plänen und Handlungen, die im schlimmsten Fall dazu führen können, dass die Betroffenen ihr Leben beenden (Suizid).

In Deutschland suizidieren sich jährlich rund 10.000 Menschen. Weit über 90 % von ihnen leiden an einer psychischen Erkrankung. Gegenüber der Allgemeinbevölkerung ist das Risiko für einen Suizid bei Menschen mit Bipolaren Störungen etwa um das Zwanzig- bis Dreißigfache erhöht. Etwa 15 bis 20 % der Menschen mit einer Bipolaren Störung nehmen sich das Leben. Am häufigsten geschieht das während depressiver oder gemischter **Episoden**. Aber auch in einer **Manie** kann dieses Phänomen auftreten.

Die Suizidgefährdung ist bei bipolar Betroffenen im jungen (unter 35 Jahren) sowie im höheren Alter (über 75 Jahren) besonders hoch. In ersterem Fall wissen die Betroffenen oft noch wenig über die Erkrankung und haben noch nicht die Erfahrung gemacht, dass sich eine Depression behandeln lässt. In höherem Alter dagegen kommen zusätzlich noch körperliche Erkrankungen und Vereinsamung hinzu.

Treten suizidale Gedanken auf, so muss dies unbedingt zeitnah mit den Behandelnden besprochen werden. Rasche professionelle Hilfe in Anspruch zu nehmen, ist bei Auftreten suizidaler Gedanken sehr wichtig. In solchen Situationen kann auch über den Notruf des Rettungsdienstes oder der Polizei Hilfe angefordert werden. Wenn möglich, kann auch die örtliche Krisenhilfe kontaktiert werden. Ein guter Schutz vor einer suizidalen Krise ist zudem eine effektive **Phasenprophylaxe**, die das Auftreten depressiver und gemischter Phasen verhindert oder zumindest reduziert.

Risikopersonen

Ein erhöhtes Suizidrisiko kann bestehen bei:

- Menschen mit psychischen Erkrankungen (es ist vor allem erhöht, wenn mehrere psychische Erkrankungen wie zum Beispiel eine Bipolare Störung und Substanzmissbrauch oder -abhängigkeit [z. B. Alkohol und Drogen] gemeinsam vorliegen)
- einem Suizidversuch in der Vorgeschichte
- Menschen mit bekannter **Suizidalität** (angekündigter Suizidversuch)
- alten Menschen (unter anderem aufgrund von Vereinsamung oder schweren Erkrankungen)
- Jugendlichen und jungen Erwachsenen (unter anderem in Entwicklungs- oder Beziehungskrisen, bei Familienproblemen oder bei Drogenkonsum)
- Menschen in Krisensituationen wie zum Beispiel einer Beziehungskrise, Partnerverlust, einer Kränkung, Flucht, chronischer Arbeitslosigkeit oder Kriminalität
- Menschen mit körperlichen Erkrankungen (insbesondere mit chronischen/ schmerzhaften oder verstümmelnden Erkrankungen des Bewegungsapparates, des zentralen Nervensystems oder mit absehbar tödlichem Ausgang)

Speziell für Menschen mit Bipolaren Störungen bestehen folgende Risikofaktoren:

- gegenwärtige depressive oder gemischte Phase
- schwere **Depression** in der Vorgeschichte
- junges Alter bei Ersterkrankung (unter dreißig Jahre)
- längere Zeit unbehandelt
- mehrere Krankheitsphasen in der Vorgeschichte
- frühes Krankheitsstadium
- erbliche Vorbelastung
- gleichzeitig bestehender Drogen-, Alkohol- oder Medikamentenmissbrauch

- abruptes Absetzen einer **Phasenprophylaxe** mit Lithium
- gemischte **Episoden**
- unzureichendes familiäres und soziales Netz

Diagnostik

Bei jedem Kontakt mit den Behandelnden sollte die **Suizidalität** eingeschätzt und gegebenenfalls konkret erfasst werden. Dabei sollte der aktuelle Handlungsdruck eingeschätzt werden. Gefragt werden sollte explizit nach Suizidgedanken, Suizidabsichten, Suizidplänen und Suizidversuchen. Dies führt bei Betroffenen nicht, wie oft angenommen, dazu, dass sie dadurch auf Suizidgedanken kommen. Die meisten Menschen sind im Gegenteil sehr erleichtert, wenn das Thema angesprochen wird.

Empfehlung: Suizidalität abfragen – Suizidalität 1	Empfehlungsgrad
Aufgrund des besonders hohen Risikos muss der Behandler **Suizidalität** bei jedem Patientenkontakt klinisch einschätzen und ggf. direkt thematisieren, präzise und detailliert erfragen und vor dem Hintergrund der **Anamnese** früherer Suizidalität und vorhandener Eigenkompetenz und sozialer Bindungen beurteilen.	KKP

Statement: Ausprägung abschätzen – Suizidalität 2	Empfehlungsgrad
Die Diagnostik bei suizidalen Patienten schließt die Erfassung der graduellen Ausprägung der **Suizidalität** und die Abschätzung des aktuellen Handlungsdrucks bzw. die aktuelle Distanziertheit von Suizidalität ein.	Statement

Behandlung und Therapie

Allgemeine Therapiemaßnahmen

Empfehlung: Intensivierung des zeitlichen Engagements – Suizidalität 3	Empfehlungsgrad
Suizidale Patienten müssen eine besondere Beachtung und Betreuung im Sinne einer Intensivierung des zeitlichen Engagements und der therapeutischen Bindung erhalten.	KKP

Empfehlung: stationäre Einweisung – Suizidalität 4	Empfehlungsgrad
Eine stationäre Einweisung muss für suizidale Patienten erwogen werden, • die akut suizidgefährdet sind; • die nach einem Suizidversuch medizinischer Versorgung bedürfen; • die wegen der zugrunde liegenden Bipolaren Störung einer intensiven psychiatrischen bzw. psychotherapeutischen Behandlung bedürfen; • wenn eine hinreichend zuverlässige Einschätzung des Weiterbestehens der **Suizidalität** anders nicht möglich ist, oder • wenn die Etablierung einer tragfähigen therapeutischen Beziehung nicht gelingt und die Person trotz initialer Behandlung akut suizidal bleibt; • die bereits einen Suizidversuch in der Vorgeschichte haben.	KKP

Wichtig bei der Behandlung der Bipolaren Störungen sind das Herbeiführen und die kontinuierliche Aufrechterhaltung eines konkreten und tragenden Gesprächskontaktes. Es geht dabei um die Behandlung der zugrunde liegenden Erkrankung und das Abwenden der akuten Gefahr, z. B. auch durch die Aufnahme in eine geschützte Station.

Werden suizidale Äußerungen offensichtlich, so bestimmt die Risikoabschätzung der Gefährdung das weitere Handeln. Wichtig sind:

- ausführliche Krisengespräche mit dem Angebot engmaschiger, d. h. möglichst täglicher therapeutischer und/oder pflegerischer Begleitung durch die Krise
- eventuell eine Einweisung ins Krankenhaus, wenn eine ambulante Bewältigung der Krise nicht mehr möglich erscheint, akut eine starke Gefährdung der Betroffenen besteht, nach einem Suizidversuch mit einer daraus notwendigen Therapie, beim Vorliegen einer schweren bipolaren **Episode**, bei nicht möglicher zuverlässiger Einschätzung der **Suizidalität** und bei nicht tragfähiger therapeutischer Beziehung
- eine engmaschige Betreuung oder Einzelbetreuung rund um die Uhr und eventuell die Unterbringung auf einer geschützten Station bei fehlender Absprache- oder Bündnisfähigkeit
- bei Bedarf auch der Einsatz **sedierender Neuroleptika** bzw. **Benzodiazepine** mit dem Ziel, Ängste und Erregung abzubauen, Entspannung und Schlaf herbeizuführen und den suizidalen Handlungsdruck zu dämpfen
- möglichst tägliche Gesprächskontakte mit konstanter Bezugsperson zur Abklärung von Suizidalität und Bündnisfähigkeit
- häufiger Informationsaustausch aller Beteiligten im behandelnden Team während der stationären Behandlung

Bei Suizidgefahr und fehlender Behandlungsbereitschaft muss auch eine Krankenhauseinweisung gegen den Willen der betroffenen Person erwogen werden. In diesem Fall ist es besonders wichtig, die Beziehung zwischen Betroffenen und Behandelnden bestmöglich zu gestalten. Ausdrücklich ist darauf hinzuweisen, dass eine Unterbringung nicht automatisch eine Medikation gegen den Willen der Betroffenen erlaubt, sondern diese der richterlichen Genehmigung bedarf.

Günstig ist es, wenn Angehörige oder Bezugspersonen Betroffene selbst ins zuständige psychiatrische Krankenhaus bringen können. Der Wille der Betroffenen muss so lange handlungsleitend sein, bis keine andere Möglichkeit mehr besteht, um die Person selbst oder die Mitmenschen zu schützen. Betroffene sollten, wenn möglich, in gesunden oder stabileren Phasen festlegen, wer ihre Interessen im Notfall vertreten darf. Der vorab gemeinsam mit Angehörigen, Behandelnden und Betroffenen erstellte **Krisenplan** kann hierbei eine große Hilfe sein.

Besteht bereits eine Betreuung, welche die Gesundheitssorge einschließt, kann die Unterbringung im Krankenhaus auch betreuungsrechtlich erfolgen, wenn die Voraussetzungen nach§ 1906 des Bürgerlichen Gesetzbuchs (BGB) erfüllt sind. In Artikel 1 ist dort vermerkt, dass eine Unterbringung durch Betreuende, die mit Freiheitsentzug verbunden ist, nur zulässig ist, solange sie zum Wohl der betreuten Person erforderlich ist,

- weil aufgrund einer psychischen Krankheit oder geistigen oder seelischen Behinderung die Gefahr besteht, dass sie das Leben beendet oder sich erheblichen gesundheitlichen Schaden zufügt oder
- wenn eine Untersuchung des Gesundheitszustands, eine Heilbehandlung oder ein ärztlicher Eingriff notwendig ist, der ohne die Unterbringung der Betreuten nicht durchgeführt werden kann oder
- wenn die Betreute die Notwendigkeit der Unterbringung nicht erkennen oder nicht nach dieser Einsicht handeln kann.

Die Unterbringung ist nur mit Genehmigung des Betreuungsgerichts zulässig, ohne Genehmigung nur, wenn mit dem Aufschub eine Gefahr verbunden ist. Dann ist die Genehmigung unverzüglich nachzuholen. Wenn diese Voraussetzungen nicht mehr erfüllt sind, ist die Unterbringung zu beenden.

Medikamentöse Therapie

Allgemeines

Empfehlung: medikamentöse Behandlung – Suizidalität 5	Empfehlungsgrad
Bei einem suizidalen Patienten soll die Auswahl der **Pharmaka** auch hinsichtlich ihres Nutzen-Risiko-Verhältnisses (Pharmaka mit **Letalität** in hoher Dosis, **Agitationssteigerung** in der Frühphase) abgewogen werden. Im ambulanten Bereich sollen nur kleine Packungsgrößen verordnet werden.	KKP

Wirkstoffe, für die eine potenzielle antisuizidale Wirkung untersucht wurde

Lithium

Mittlerweile weisen einige relevante Studien auf ein geringeres Suizidversuchs- bzw. Suizidrisiko unter der Behandlung mit Lithium hin.

Empfehlung: Lithium – Suizidalität 6	Empfehlungsgrad
In der **Rezidivprophylaxe** bei suizidgefährdeten bipolaren Patienten soll zur Reduzierung suizidaler Handlungen (Suizidversuche und Suizide) eine Medikation mit Lithium in Betracht gezogen werden.	A

Valproat

Die Datenlage weist nicht darauf hin, dass Valproat – zumindest im Vergleich zu Lithium – die Suizidraten und Suizidversuchsraten reduziert (das Risiko ist in den ersten 180 Tagen nach Ansetzen des Wirkstoffs wahrscheinlich sogar erhöht).

Empfehlung: Valproat – Suizidalität 7	Empfehlungsgrad
Abratend: Nach der vorhandenen Datenlage kann Valproat in der **Rezidivprophylaxe** bei suizidgefährdeten bipolaren Patienten zur Reduzierung suizidaler Handlungen (Suizidversuche und Suizide) **nicht** empfohlen werden.	0

Lamotrigin

Empfehlung: Lamotrigin – Suizidalität 8	Empfehlungsgrad
Abratend: Nach der vorhandenen Datenlage kann Lamotrigin in der **Rezidivprophylaxe** bei suizidgefährdeten bipolaren Patienten zur Reduzierung suizidaler Handlungen (Suizidversuche und Suizide) **nicht** empfohlen werden.	0

Carbamazepin

Statement: Carbamazepin – Suizidalität 9	Empfehlungsgrad
Aufgrund der spärlichen Datenlage kann **keine** Empfehlung für oder gegen Carbamazepin in der **Rezidivprophylaxe** bei suizidgefährdeten bipolaren Patienten zur Reduzierung suizidaler Handlungen (Suizidversuche und Suizide) formuliert werden.	**Statement**

Antidepressiva

Zur Frage einer möglichen akuten antisuizidalen Effektivität von **Antidepressiva** gibt es bislang keine speziell mit von Bipolaren Störungen Betroffenen durchgeführte Studie. In Studien, die unabhängig von der Diagnose durchgeführt wurden, zeigte sich kein **signifikanter** Unterschied in der Suizidrate zwischen SSRI (Selektiven Serotonin-Wiederaufnahmehemmern) und anderen Antidepressiva (Nefazodon, Mirtazapin, Bupropion, Venlafaxin, Imipramin, Amitryptilin, Maprotilin, Trazodon, Mianserin, Dothiepin). Studien zeigen außerdem, dass eine Kombination von Antidepressiva mit **Neuroleptika** oder Lithium mit einer Reduktion des Suizidrisikos einhergeht.

Zur Frage des erhöhten Risikos für suizidale Handlungen unter SSRI bei Kindern und Jugendlichen wird an dieser Stelle nicht Stellung genommen, da sich die Leitlinie nur auf Erwachsene bezieht.

Fazit: Insgesamt besteht ein geringeres Suizidrisiko unter der Behandlung mit Antidepressiva. Diese wirken aber nicht spezifisch antisuizidal, sondern über die Verringerung der depressiven Symptome. Daher kann der Einsatz eines Antidepressivums durchaus sinnvoll sein.

Zu Behandlungsbeginn kann es vor allem bei jüngeren Betroffenen unter der Einnahme eines SSRI aufgrund der antriebssteigernden Wirkung, die vor der antidepressiven Wirkung einsetzt, zu einem höheren Suizidrisiko kommen. Daher sind eine besonders enge Beobachtung, aktives Nachfragen und oft auch eine Begleitmedikation mit **Benzodiazepinen** wichtig.

Empfehlung: Antidepressiva – Suizidalität 10	Empfehlungsgrad
Abratend: Zur akuten Behandlung des Zielsyndroms **Suizidalität** sollten **Antidepressiva** **nicht** eingesetzt werden.	**B**

Neuroleptika

Statement: Neuroleptika – Suizidalität 11	Empfehlungsgrad
Es gibt **keine** Hinweise, dass **Neuroleptika** eine suizidalitätsreduzierende Wirkung haben.	**Statement**

Benzodiazepine

Benzodiazepine wirken nicht spezifisch antisuizidal. Das Ziel der Medikation ist die Angstlösung, Entspannung, Beruhigung, Herbeiführung von Schlaf und dadurch eine Senkung der **Suizidalität**.

Empfehlung: Benzodiazepine – Suizidalität 12	Empfehlungsgrad
Eine ergänzende Akutbehandlung (möglichst nicht länger als 14 Tage) mit einem Benzodiazepin kann bei suizidgefährdeten Patienten in Betracht gezogen werden.	**0**

Psychotherapie

Die gewählte Psychotherapie sollte zunächst die **Suizidalität** in den Fokus nehmen. Risiken und Frühwarnsignale für Suizidalität sollten grundsätzlich besprochen werden. Das Thema Suizidalität sollte von Anfang an Teil der Therapiegespräche sein. Auch wenn die Datenlage unzureichend ist, gibt es Hinweise, dass die Kognitive Verhaltenstherapie, Problemlösetherapie und eine intensive Nachbetreuung wirksam sein können, wiederholtes suizidales Verhalten zu vermindern. In der Praxis werden auch sogenannte »**Nonsuizidverträge**« zwischen Betroffenen und den behandelnden Personen genutzt, die individuell gestaltet werden können. Sie beinhalten zum einen, dass die Betroffenen zusichern, bis zum nächsten Kontakt keinen Suizidversuch zu unternehmen. Sie legen aber auch fest, ab welcher Schwere der Suizidalität sich die Betroffenen an wen (Institution, Behandler, Psychotherapeutin) wenden werden, wenn sich der Zustand vor dem nächsten Termin verschlechtert.

Empfehlung: Psychotherapie – Suizidalität 13	Empfehlungsgrad
Bei suizidgefährdeten Patienten soll eine Psychotherapie in Betracht gezogen werden, die zunächst auf die **Suizidalität** fokussiert. Das kurzfristige Ziel besteht dabei in intensiver Kontaktgestaltung und aktiver unmittelbarer Unterstützung und Entlastung bis zum Abklingen der Krise. Bei suizidgefährdeten Patienten kann eine tragfähige therapeutische Beziehung per se suizidpräventiv wirken.	**KKP**

Nichtmedikamentöse somatische Behandlungsmethoden

Elektrokonvulsionstherapie

Statement: Elektrokonvulsionstherapie – Suizidalität 14	Empfehlungsgrad
Trotz fehlender **Evidenz** im Rahmen großer kontrollierter Studien stellt die EKT aufgrund klinischer Erfahrung bei akuter Suizidalität im Rahmen bipolarer Depressionen eine therapeutische Option dar.	**Statement**

Weitere Verfahren

Zur sogenannten **repetitiven transkraniellen Magnetstimulation** (rTMS) sowie zur **Vagusnervstimulation** (VNS) liegen keine ausreichenden Daten und klinische Erfahrungen vor. Zur Anwendung einer Lichttherapie gibt es widersprüchliche Daten, sodass keine Empfehlung gegeben werden kann.

Studien zur Schlafentzugsbehandlung haben die Auswirkungen auf eine **Suizidalität** nicht gesondert untersucht. Allerdings kommt es bei Schlafentzug unter Umständen zu einer erhöhten inneren Unruhe und **Agitation**, sodass dazu nicht oder nur unter klinischer stationärer Überwachung geraten werden kann.

Tipps und praktische Hinweise für Betroffene und Angehörige

Es ist eine Fehlannahme, dass, wenn jemand darüber spricht, sein Leben selbst beenden zu wollen, er dies nicht tun wird. **Suizidalität** ist immer ernst zu nehmen. Gerade bei Bipolaren Störungen ist das Risiko stark erhöht. Das Risiko ist bei Mischzuständen noch höher als in der bipolaren Depression.

Es ist ebenso eine Fehlannahme, dass Suizidalität offen anzusprechen, Betroffene erst recht auf die Idee bringt, diesen Weg zu gehen. Daher scheuen Sie sich als Angehörige und Behandelnde nicht, dieses Thema anzusprechen.

Es kann Betroffenen bereits helfen, offen darüber zu sprechen, sodass es allein dadurch zu einer Entlastung kommen und die Suizidalität verringert oder aufgelöst werden kann.

Grundsätzlich gilt: Je konkreter die suizidalen Ideen, desto kritischer ist die Lage und ein umgehendes Eingreifen kann erforderlich werden. Nehmen Sie Suizidalität immer ernst und erfragen Sie, wie konkret die Ideen dazu fortgeschritten sind.

Ist die Suizidalität klar und deutlich, beispielsweise, weil sie konkret angekündigt wird, so muss dringend gehandelt werden.

Liegt eine akute Eigengefährdung aufgrund von Suizidalität vor, ist es erlaubt, eine Person kurzzeitig festzusetzen, bis angeforderte Hilfe (Krisendienst, Sozialpsychiatrischer Dienst, Polizei oder Rettungsdienst) vor Ort ist.

In Krisensituationen gibt es mancherorts Krisendienste; ansonsten sind Sozialpsychiatrische Dienste und Krisentelefonnummern Stellen, an die man sich für entlastende Gespräche wenden kann (z. B. Beratungstelefon der DGBS unter 0800 55 33 33 55 oder die Telefonseelsorge unter 0800 111 0 111 oder 0800 222 0 222).

Suizidale Gedanken sind kein seltenes Symptom in einer **Depression**, **Manie** oder während einer gemischten Phase. Sie müssen aber nicht zwangsläufig zu einem Suizid führen. Eine fachliche Abklärung sollte sehr zeitnah erfolgen.

Bei der Äußerung suizidaler Gedanken muss nicht sofort eine Notfalleinweisung erwirkt werden. Es ist wichtig, darüber ins Gespräch zu kommen. Unter Umständen kann so die Situation entschärft werden.

Wenn doch eine Einweisung in die Klinik nötig wird, so ist es hilfreich, wenn diese auf freiwilliger Basis erreicht werden kann. Akute Einweisungen gegen den Willen von Betroffenen sind traumatische Erfahrungen und können das Vertrauensverhältnis zu Angehörigen und Behandelnden massiv beeinträchtigen. Im ganz akuten Notfall sind sie jedoch unumgänglich.

Kam es zu einem Suizid, so ist dessen Aufarbeitung für die Hinterbliebenen wichtig. Hierfür gibt es diverse Beratungsstellen und auch spezielle **Selbsthilfegruppen**.

Versorgung und Versorgungssystem

Die Bedeutung der Analyse von Versorgungssituation und Versorgungskonzepten

Um die Versorgung von Menschen mit Bipolaren Störungen optimal zu gestalten, sollten die Betroffenen im Zentrum der Bemühungen stehen. Die Betreuung soll im **Trialog** (Betroffene – Angehörige – Behandelnde) gestaltet werden. Da dies jedoch noch nicht in allen Bereichen ausreichend gut umgesetzt wird, wurde diesem Thema ein eigenständiges Kapitel in der Leitlinie gewidmet (Kapitel 2: Trialog, Wissensvermittlung und Selbsthilfe). Es soll den Rahmen beschreiben, in dem die Umsetzung der Statements und Empfehlungen gut möglich ist bzw. gewünscht wäre.

Zugleich soll der Istzustand des Versorgungssystems beschrieben und durch den Vergleich mit dem Sollzustand auf Defizite bzw. Inkongruenzen hingewiesen werden. Der Fokus liegt dabei auf der Versorgungssituation in Deutschland. Effektive und effiziente Interventionen aus anderen Ländern können jedoch wertvolle Impulse für die hiesige Versorgung bieten.

Voraussetzungen für eine optimale Versorgung

Der Krankheitsverlauf Bipolarer Störungen ist individuell höchst unterschiedlich. Ein Teil der Betroffenen zeigt auch längerfristig keine oder nur geringe Beeinträchtigungen der sozialen Funktionsfähigkeit. Ein anderer Teil erleidet dagegen dauerhafte Beeinträchtigungen (auch im Sinne einer »Behinderung« gemäß dem deutschen Sozialrecht).

Internationale Studien zur Versorgung von Menschen mit chronischen psychischen Erkrankungen beziehen sich zumeist auf solche prognostisch ungünstigen Verläufe. Dabei wird in Studien zur Versorgung häufig das Konzept der »schweren psychischen Störung« verwandt. Zur Diskussion und Darstellung verweisen wir auf die S3-Leitlinie Psychosoziale Therapien bei schweren psychischen Störungen der DGPPN (www.thera-part.de).

Gesundheitspolitisch wird diskutiert, welche Verteilung von Ressourcen in unserem Gesundheitssystem stattfindet: Stehen sie vor allem den Schwersterkrankten und Bedürftigsten zur Verfügung oder findet eine Steuerung dahingehend statt, dass leichtgradiger Betroffene niederschwellige Hilfen zur Verfügung haben? Bei begrenzten Ressourcen wird dies zunehmend zu einem ethischen und gesundheitsökonomischen Problem.

Insgesamt stellt der Erhalt bzw. die Wiedererlangung sozialer Teilhabe das wesentliche Ziel der Betroffenen und ihrer Angehörigen im Verlauf der Erkrankung dar. Hierfür müssen die Ressourcen sinnvoll eingesetzt werden.

Herleitung der notwendigen Rahmenbedingungen für eine optimale Versorgung

Aus dem Projekt »Standards for Bipolar Excellence«, welches 2005 initiiert wurde, um die Versorgungsqualität von Menschen mit Bipolaren Störungen durch besseres Erkennen und **evidenzbasiertes** Management zu verbessern, lassen sich folgende Rahmenbedingungen herleiten, unter denen die Umsetzung der Leitlinienempfehlungen gut möglich wäre:

- eine bessere Einbindung der Betroffenen und Angehörigen in alle Schritte der Diagnostik und Behandlung
- themenbezogene Fort- und Weiterbildung (z. B. zu **Trialog**, **partizipativer Entscheidungsfindung**, EKT, rTMS, Lichttherapie)
- die Möglichkeit der Schulung in der Anwendung von Fremdbeurteilungsinstrumenten für dimensionale Diagnostik und Verlaufsmonitoring und in der Anwendung von **Screeninginstrumenten**
- ein Vergütungssystem, das die notwendige Zeit für empfohlene diagnostische und therapeutische Maßnahmen berücksichtigt (wie beispielsweise die ausführliche **Anamnese**, die Einbindung der Betroffenen und Angehörigen in alle Schritte, die detaillierte Beratung und Aufklärung, die detaillierte Diagnostik, das Verlaufsmonitoring inklusive Beobachtung von Nebenwirkungen, die komplexe Betreuung spezifischer Betroffenengruppen wie beispielsweise solchen mit psychiatrischer und/oder **somatischer Komorbidität**)

- die zeitnahe Verfügbarkeit geeigneter Maßnahmen/Therapien (diagnostische Maßnahmen, Monitoringmaßnahmen, Psychotherapien, nichtmedikamentöse somatische Therapieverfahren, Zusatztherapien)
- eine Intensivierung der kooperativen Zusammenarbeit von Allgemein- mit Fachärzten und -ärztinnen und anderen professionell an der Behandlung beteiligten Personen sowie vom niedergelassenen mit dem stationären Bereich (u. a. auch für die komplexe Betreuung spezifischer Betroffenengruppen wie beispielsweise solchen mit psychiatrischer und/oder somatischer **Komorbidität**)
- die Möglichkeit der Schulung der Betroffenen und Angehörigen (z. B. für Monitoring der Stimmung, **Peerberatung**)
- Möglichkeiten für Ausstattungsbeihilfen für Betroffene (z. B. für elektronisches Monitoring der Stimmung)

Die Rolle der Angehörigen in der Versorgung

Mehr als die Hälfte der Menschen mit einer psychischen Erkrankung lebt innerhalb einer Familie. Auch weitere Bezugspersonen spielen eine große Rolle. Daher sind die Angehörigen nicht nur ein unverzichtbares, sondern das größte, oft aber auch schwächste Glied in der Versorgungskette. Während die professionelle Seite »von der Krankheit lebt«, müssen die Angehörigen »mit der Krankheit leben«. Viele Angehörige erkranken aufgrund des anhaltenden Dauerstresses langfristig selbst und werden behandlungsbedürftig.

Häufig, insbesondere bei wiederholten akuten **Manien**, führen Bipolare Störungen letztlich zum Zerbrechen der Partnerschaft bzw. der familiären Bindung. Die professionell Helfenden haben die Betroffenen bei der stationären Behandlung über einige Wochen um sich, bei der ambulanten Behandlung vielleicht einige Male im Quartal. Während professionell Helfende geregelte Freizeit zur Verfügung haben, sind Angehörige über 24 Stunden pausenlos »im Dienst«, und das in aller Regel über eine sehr lange Zeit. Angehörige haben zudem in der Regel eine starke emotionale Bindung zu den Betroffenen, welche professionell Helfende möglichst vermeiden. Und professionell Helfende haben in aller Regel in der Krise zusätzliche, auch personelle Hilfen verfügbar, während die Angehörigen meist auf sich allein gestellt sind.

In vielen Fällen ist es den Angehörigen aufgrund fehlender Krankheitseinsicht oder Behandlungsbereitschaft nicht möglich, Betroffene gegen ihren Willen in Behandlung zu bringen. Geeignete ambulante Hilfen oder Unterstützung im Notfall sind oft nicht verfügbar, z. B. am Wochenende, in der Nacht oder an Feiertagen. Niedergelassene Fachärzte bieten oft keine Hausbesuche an. Die professionell Helfenden entlassen Betroffene nach der stationären Behandlung wieder in ihr häusliches Umfeld in der Hoffnung, dass die Angehörigen angemessen mit ihnen umgehen, um Rückfälle zu vermeiden. Dazu benötigen Angehörige allerdings Unterstützung, denn sie besitzen oftmals nicht die erforderlichen Informationen zur Erkrankung und zu den Behandlungsmöglichkeiten. **Psychoedukation** ist aktuell nur für einen kleinen Teil der Angehörigen verfügbar.

Eine psychische Erkrankung trifft nie nur die Betroffenen allein, sondern das ganze soziale Umfeld. Es sollte dabei immer angestrebt werden, die Angehörigen in die Behandlung Bipolarer Störungen miteinzubeziehen. Dies ist bereits bei der Erfragung des Krankheitsverlaufs hilfreich und sinnvoll, da die Darstellung der Betroffenen, insbesondere in der Krise, häufig »gefärbt« ist. Das ist auch für die professionell Behandelnden nicht immer leicht erkennbar.

Bei einem bevorstehenden Ende der stationären Behandlung sollten die Angehörigen bei vorhandenem Einverständnis der Betroffenen im notwendigen Umfang mit einbezogen werden. Dies erfolgt bisher nicht überall in ausreichendem Maße.

Möglichkeiten zur Unterstützung der Angehörigen werden in Kapitel 2: Trialog, Wissensvermittlung und Selbsthilfe ausführlich dargestellt.

Aktueller Zustand des deutschen Versorgungssystems (Istzustand)

Bis in die 1970er-Jahre war das deutsche Versorgungssystem von großen Anstalten (sogenannten Landes- und Bezirkskrankenhäusern) geprägt, die häufig durch ihre Rolle bzw. durch die dortigen Ereignisse in der Zeit des Nationalsozialismus belastet waren. Seit einigen Jahren wird zunehmend ein personenzentrierter statt eines institutionsorientierten Ansatzes der Hilfen angestrebt. Dabei bestimmt nicht die Einrichtung, wie Menschen mit Bipolaren Störungen behandelt werden, vielmehr sind die Bedürfnisse der Betroffenen und ihrer Angehörigen die Leitschnur einer angemessenen Versorgung.

Akteure und Akteurinnen

Maßgeblich gestaltet wird die Versorgung im Sinne der **partizipativen Entscheidungsfindung** von den Betroffenen selbst, ihren Angehörigen und den Behandelnden. Letztere umfassen ärztliche und nichtärztliche, medizinische und nichtmedizinische Berufsgruppen wie:

- Hausärztinnen und Hausärzte
- ambulant und stationär tätige Fachärztinnen für Psychiatrie und Psychotherapie/Fachärzte für Psychiatrie/Fachärztinnen für Nervenheilkunde und Ärzte in entsprechender Weiterbildung
- ambulant und stationär tätige Fachärztinnen für Psychosomatische Medizin und Psychotherapie bzw. Fachärzte für Psychotherapeutische Medizin und Ärzteinnen in entsprechender Weiterbildung
- ambulant und stationär tätige psychologische Psychotherapeuten
- ambulant und stationär tätige Fachärztinnen für Kinder- und Jugendpsychiatrie und -psychotherapie und Ärzte in entsprechender Weiterbildung
- Ärztinnen anderer Gebietsbezeichnung mit der Zusatzbezeichnung Psychotherapie
- Co-Therapeuten inklusive Sozio-, Ergotherapeutinnen und Therapeuten der künstlerischen Therapien
- Sozialarbeiterinnen
- Gesundheits- und Krankenpfleger

Außerdem sind in den vergangenen Jahren Genesungsbegleiterinnen (»**EX-IN**«) hinzugetreten. Diese werden mit Erfolg zunehmend in den Routinebetrieb der psychiatrisch-psychosozialen Hilfen integriert (vgl. Kapitel 2: Trialog, Wissensvermittlung und Selbsthilfe).

Selbsthilfe-, Betroffenen- und Angehörigenverbände sind ebenso wie die Kostenträger (Krankenkassen) wichtige Partner bei der Gestaltung des Versorgungssystems. Das gilt ebenso für die Rentenversicherungen (gleichzeitig Leistungserbringer), die Arbeitsverwaltung, die Sozialhilfeträger und andere.

Settings/Versorgungsebenen

Im Übergang von der institutionszentrierten zur personenzentrierten Versorgung werden die Settings vielfältiger und weniger strukturbezogen:

Im **stationären Bereich** werden Menschen mit Bipolaren Störungen überwiegend in Fachkrankenhäusern bzw. Abteilungen für Psychiatrie,

Psychotherapie und Psychosomatik behandelt. Psychotherapeutisch-psychosomatische Fachkrankenhäuser oder Fachabteilungen sind dagegen in der Akutversorgung von Betroffenen mit Bipolaren Störungen nicht vordergründig involviert.

Bei der Betreuung von Betroffenen mit Bipolaren Störungen kommt dem stationären Bereich besonders bei der diagnostischen Abklärung, im Rahmen von **Manien** und schweren **Depressionen** (u. a. mit Eigen- oder Fremdgefährdung) und bei komplexen therapeutischen und sozialen Herausforderungen Bedeutung zu.

Noch nicht absehbar ist, welche Bedeutung Angebote der **Stationsäquivalenten Behandlung** (StäB) nach § 115d SGB V in der psychiatrischen Versorgung erlangen werden. Seit 2018 haben einzelne Anbieter damit begonnen, akut Betroffene nicht ins Krankenhaus aufzunehmen, sondern sie mittels eines hoch strukturierten Behandlungsangebotes inklusive täglicher direkter Kontakte und eines »24 Stunden/7 Tage-Notfallkonzeptes« zu Hause zu behandeln. Das betrifft auch Menschen mit Bipolaren Störungen. Der personelle Aufwand hierfür ist sehr hoch und das Angebot bisher gerade für kleinere Abteilungspsychiatrien nur schwer umsetzbar.

Die **ambulante Versorgung** von Menschen mit Bipolaren Störungen findet überwiegend durch Fachärzte für Psychiatrie und Psychotherapie sowie Fachärztinnen für Psychiatrie bzw. Fachärzte für Nervenheilkunde statt. Dies ist in vertragsärztlichen Praxen oder in Institutsambulanzen an Abteilungen (§ 118, Abs. 2 SGB V) oder Fachkrankenhäusern (§ 118, Abs./1 SGB V) möglich. Fachärztinnen für Psychotherapeutische Medizin und Fachärzte für Psychosomatische Medizin und Psychotherapie und auch Ärztinnen anderer Gebietsbezeichnungen mit der Zusatzbezeichnung Psychotherapie sowie Psychologische Psychotherapeuten übernehmen eine wichtige Funktion in der psychotherapeutischen Behandlung der Erkrankung.

Hausärztinnen sind in vielen Regionen für die Basisversorgung von Menschen mit Bipolaren Störungen unverzichtbar: Vor allem im ländlichen Raum ist die ambulante psychiatrische Versorgung oft so ausgedünnt, dass eine kontinuierliche Betreuung der Betroffenen durch Fachärzte für Psychiatrie mangels Kapazitäten oder mangels Erreichbarkeit nicht realisierbar ist. Vor diesem Hintergrund hat sich in vielen Regionen eine Kooperation zwischen Hausärztinnen und Fachärzten für Psychiatrie (sowohl in der Praxis wie auch in Institutsambulanzen) bewährt.

Erwerbs- und andere Tätigkeiten sind für Menschen mit Bipolaren Störungen von hoher Relevanz: Sie haben gesundheitsfördernde und stabilisierende Effekte. Deswegen ist es von hoher Bedeutung, Arbeitsplätze über entsprechende Maßnahmen (z. B. Integrationsfachdienste) zu erhalten und durch präventive Maßnahmen (z. B. Ergotherapie) Arbeitsplatzverlust vorzubeugen.

Die **Rehabilitation** kann hierzu beitragen: Sie umfasst Maßnahmen, mit deren Hilfe der höchste individuell erreichbare Grad geistiger, sozialer, beruflicher und wirtschaftlicher Teilhabe herzustellen oder wiederherzustellen ist. Die **psychiatrische Rehabilitation** wird definiert als Gesamtheit der Leistungen und Maßnahmen, die dem Ziel einer Eingliederung oder Wiedereingliederung der Betroffenen in die Gesellschaft dienen. Wesentliche Bestandteile sind die Bemühungen zur sozialen Rehabilitation und zur Rehabilitation in Arbeit und Beruf. Unter dem Begriff Arbeitsrehabilitation werden alle systematischen und organisierten Bemühungen um eine Integration und Förderung von Menschen mit psychischen Erkrankungen und/oder Behinderungen in Beruf, Ausbildung oder Beschäftigung zusammengefasst.

Vor allem bei Arbeitslosigkeit, im Zuge der beruflichen Neuorientierung oder auch zum Erhalt oder dem Wiedererwerb der Arbeitsfähigkeit sind Maßnahmen der beruflichen Rehabilitation von hoher Relevanz. In der **beruflichen Rehabilitation** findet sich in Einrichtungen vom Typ der RPK (Rehabilitation für psychisch Kranke) ein nicht unerheblicher Anteil von Betroffenen mit Bipolaren Störungen.

Grundsätzlich muss für Deutschland konstatiert werden, dass das aktuelle Angebot von insgesamt weniger als tausend RPK-Plätzen unbedingt ausgebaut werden sollte.

Empfehlung: berufliche Rehabilitation/Integration – Versorgung 1	Empfehlungsgrad
Für Menschen mit Bipolaren Störungen ist der Erhalt bzw. die Schaffung von Arbeitsplätzen von hoher Relevanz, da berufliche Tätigkeit gesundheitsfördernd wirkt. Deswegen sollten Maßnahmen der beruflichen Rehabilitation und Integration ausgebaut und angeboten werden. Neuere Untersuchungen weisen darauf hin, dass **Supported Employment** besonders erfolgreich ist.	**KKP**

Im Bereich der »klassischen« **medizinischen Rehabilitation** (im Sinne der Rentenversicherung) spielen Bipolare Störungen eine untergeordnete Rolle. Solche spezifischen rehabilitativen Behandlungsangebote für Menschen mit

Bipolaren Störungen sind sowohl stationär wie auch ambulant kaum zu finden. Dies ist umso bemerkenswerter, da aufgrund der Häufigkeit der Bipolaren Störungen, insbesondere bei mittelschweren und schweren Verläufen, häufig von einer Rehabilitationsbedürftigkeit auszugehen ist.

Insbesondere bei bereits eingetretenen **Residualzuständen** ist von einer höheren Rückfallwahrscheinlichkeit auszugehen, die spezifische Behandlungskonzepte erforderlich werden lässt. Diese Rehabilitationsbehandlungen sollten in Einrichtungen durchgeführt werden, die über entsprechende Behandlungsschwerpunkte verfügen. Die nicht flächendeckenden Behandlungsangebote zielen auf eine verbesserte Teilhabe am Arbeitsleben ab und sollten, wenn von der Deutschen Rentenversicherung finanziert, vorzeitige Berentungen vermeiden.

Sinnvoll ist, dass gemeindenah und bedarfsorientiert spezifische rehabilitative Angebote wie z. B. **Psychoedukation** und Maßnahmen der Teilhabe (z. B. Tages- und Begegnungsstätten, ambulant Betreutes Wohnen, ambulante Ergotherapie) unter Berücksichtigung der speziellen Bedürfnisse der Betroffenen vorgehalten werden.

Sogenannte komplementäre Einrichtungen der Gemeindepsychiatrie, d. h. ambulant Betreutes Wohnen, Tagesstätten, Begegnungsstätten, teilweise auch Sozialpsychiatrische Dienste, betreuen in nicht unerheblichem Maße Menschen mit Bipolaren Störungen, ohne dass ihre genaue Zahl bekannt wäre. An immer mehr Orten entstehen ambulante Gruppen mit dem Ziel der Psychoedukation zu Bipolaren Störungen. Diese sind häufig an Institutsambulanzen von Fach- und Allgemeinkrankenhäusern angebunden. Teilweise finden sie auch in Arztpraxen oder in Einrichtungen der Gemeindepsychiatrie statt. An dieser Stelle verweisen wir auf die entsprechenden Unterkapitel des Therapiekapitels, welche sich der Rolle der Psychoedukation widmen.

Der öffentliche Gesundheitsdienst ist in allen Bundesländern außer in Bayern und Baden-Württemberg für die Sozialpsychiatrischen Dienste zuständig. Vielerorts übernimmt der Sozialpsychiatrische Dienst auch Krisenfunktion, gegebenenfalls auch Funktionen bei Einweisungen gemäß den Unterbringungsgesetzen. Der öffentliche Gesundheitsdienst ist Ländersache und variiert deswegen von Bundesland zu Bundesland erheblich. Krisendienste, die 24 Stunden am Tag unabhängig von Krankenhäusern ihren Dienst versehen, sind bislang nur in wenigen Regionen verfügbar.

Der Bereich der Selbsthilfe hat in den letzten Jahren vor allem im Bereich der Bipolaren Störungen enorm an Bedeutung gewonnen. In vielen Regionen bestehen spezifische **Selbsthilfegruppen** für Bipolare Störungen. Sie werden von der Deutschen Gesellschaft für Bipolare Störungen zentral erfasst und im Internet publik gemacht (Deutsche Gesellschaft für Bipolare Störungen: www.dgbs.de). Oft gibt es Kooperationen zwischen den Selbsthilfegruppen und entsprechenden anderen Akteuren im Gesundheitswesen. Auch Gruppen für Angehörige von Menschen mit Bipolaren Störungen entstehen in immer mehr Regionen. Es besteht bislang aber noch kein flächendeckendes Netzwerk (siehe auch Kapitel 2: Trialog, Wissensvermittlung und Selbsthilfe).

Empfehlung: gemeindenahe Angebote – Versorgung 2	Empfehlungsgrad
Gemeindenahe und bedarfsorientierte ambulante Angebote mit dem Ziel der Rehabilitation und Integration wie z. B. Informations- und Beratungsangebote, Ergotherapie, Sozialpsychiatrische Dienste, Tages- und Begegnungsstätten, ambulant Betreutes Wohnen oder auch Angebote der Selbsthilfe sind unter Berücksichtigung des spezifischen Bedarfs von bipolar **affektiven** Patienten weiter auszubauen.	**KKP**

Schnittstellen in der Versorgung

Schnittstellen, d. h. Übergänge von einer in eine andere Behandlungsform, sind ein grundlegendes Problem der psychiatrischen Versorgung. Steuerung und Koordination sind sowohl auf der Ebene des (Gesundheits-)Systems wie auch auf der Ebene des Einzelfalls von großer Bedeutung.

Relevante Schnittstellen im Versorgungsverlauf sind u. a. der Übergang von einem stationären Aufenthalt in eine ambulante Weiterbetreuung, die gemeinsame Betreuung der Betroffenen durch mehrere Behandelnde sowie der Übergang von einer rehabilitativen Maßnahme in den ersten Arbeitsmarkt.

Ein grundlegendes Problem ist in Deutschland die Zersplitterung der Finanzierung des psychiatrischen Versorgungssystems. Angebote der stationären und ambulanten sowie teilstationären medizinischen Versorgung werden von der gesetzlichen bzw. privaten Krankenversicherung bezahlt (überwiegend gemäß SGB V). Aspekte der beruflichen Rehabilitation sowie der sozialen Teilhabe dagegen sind Leistungen der Sozialhilfe (SGB XII). Die berufliche und medizinische Rehabilitation fällt häufig oder überwiegend in den Zuständigkeitsbereich der Rentenversicherung oder Arbeitsverwaltung. Eine Koordination und Abstimmung entsprechender Leistungsanbieter – auch und vor allem mit den Nutzenden – wird allerorts gefordert. Durch

Gemeindepsychiatrische Verbünde (GPV) bestehen in mehreren Regionen Konzepte dafür. Es gibt aber Schwierigkeiten in der konkreten Umsetzung. Störungsspezifische Angebote (z. B. für Menschen mit Bipolaren Störungen) stehen dabei im Hintergrund.

Durch die Zersplitterung ist die Überwindung von Schnittstellen häufig problematisch. Unzureichende Information über Versorgungsangebote, mangelnde Abstimmung, missverständliche Kommunikation und längere Wartezeiten führen an diesen Punkten zu Schwierigkeiten in der Versorgung und damit oft zu einer Verschlechterung des individuellen Befindens der Betroffenen. Wartezeiten finden sich im Bereich der niedergelassenen Behandelnden, aber auch bei Rehabilitationseinrichtungen, teilweise auch bei Institutsambulanzen und Kliniken. Bei psychologischen und ärztlichen Psychotherapeutinnen sind sie flächendeckend die Regel. Ob Sorgen vor Überschreitungen der von den Kostenträgern zugestandenen Leistungsvolumina dazu führen, dass Betroffene Leistungen vorenthalten oder diese später ausgeführt werden, ist bislang wenig systematisch untersucht worden, Befragungen weisen allerdings in diese Richtung.

Perspektiven der Versorgung und deren Umsetzung in Deutschland

Im Folgenden werden Versorgungsansätze diskutiert, die bislang in der Regelversorgung in Deutschland noch nicht flächendeckend realisiert sind, die aber im Kontext von Bipolaren Störungen relevant erscheinen.

Umschriebene Versorgungsmodule

Genesungsbegleitung/Peerberatung

Die Empfehlung lautet, dass **Peersupport** angeboten werden sollte, um Selbstwirksamkeit, **Selbstmanagement**, **Adhärenz** bzw. Beteiligung zu fördern (siehe Kapitel 2.2.4: Selbstmanagement, Selbsthilfe, Peersupport, Familienhilfe).

Soziotherapie/Sozialtherapie

In der psychiatrischen Versorgung wird grundsätzlich multidisziplinär und multiprofessionell gearbeitet. Dies umfasst neben ärztlichem, pflegerischem und psychologischem Handeln auch sogenannte Zusatztherapien wie Ergo-, Körper-, Bewegungs- und künstlerische Therapien. Zentral für die Gemeindepsychiatrie ist die Sozialtherapie. Sie stellt neben der biologischen Therapie (medikamentös und nichtmedikamentös) und der Psychotherapie die dritte Säule der Behandlung dar.

Darüber hinaus übernimmt sie Funktionen der Sozialberatung und des **Case Managements**. Sie soll den Betroffenen die Inanspruchnahme ärztlicher und ärztlich verordneter Leistungen ermöglichen und ihnen durch Motivierungsarbeit und strukturierte Trainingsmaßnahmen helfen, psychosoziale Defizite abzubauen. Betroffene sollen in die Lage versetzt werden, die erforderlichen Leistungen zu akzeptieren und selbstständig in Anspruch zu nehmen. Sie bietet koordinierende und begleitende Unterstützung und Handlungsanleitung für schwer psychisch Erkrankte auf der Grundlage definierter Therapieziele. Dabei kann es sich auch um Teilziele handeln, die schrittweise erreicht werden sollen.

Ein Ziel soziotherapeutischer Behandlung ist die Sicherung von Therapietreue bzw. **Adhärenz**. Sie ist häufig Teilangebot komplexer ambulanter Leistungen (Betreutes Wohnen, Sozialpsychiatrische Dienste, Tagesstätten, Institutsambulanzen u. a.).

Eine spezielle Form stellt die Soziotherapie nach § 37a SGB V dar, deren Angebot weiter ausgebaut werden sollte. Diplom-Sozialarbeiter/Sozialpädagoginnen, und Fachkrankenschwestern/-pfleger für Psychiatrie können diese anbieten.

Care und Case Management sowie andere gemeindepsychiatrische Konzepte

Case Management kann in erster Linie als Strategie verstanden werden, den Kontakt zu Personen mit schweren psychiatrischen Erkrankungen aufrechtzuerhalten und die von verschiedenen Institutionen angebotenen Dienste wirksam zuzuteilen und zu koordinieren. Ein Case Manager ist autonom verantwortlich für eine bestimmte Anzahl von Betroffenen. Case Manager bieten eine individuelle, bedarfsgerechte Unterstützung an und halten Sicht auf die Interessen und die Versorgung der betreuten Personen. Die Erreichbarkeit von Serviceleistungen und damit verbunden die Aufrechterhaltung der Behandlungskontinuität sind weitere Kernprinzipien des Case Managements.

Ziel ist die Förderung von Unabhängigkeit im Alltag der Betroffenen. Je nach Betreuungsschlüssel kann die Intensität von Case Management unterschieden werden (Intensives Case Management (**ICM**) mit einem Betreuungsschlüssel von maximal 15 Betroffenen pro Case Manager). Case Management bedeutet somit, bedarfsgerecht im Einzelfall die nötige Unterstützung, Behandlung, Begleitung, Förderung und Versorgung von Menschen angemessen zu bewerkstelligen. Hierbei sind sowohl Fallmanagement (Optimierung der Hilfe im konkreten Fall) als auch Systemmanagement (Optimierung der Versorgung im Zuständigkeitsbereich) möglich. Solche Ansätze der Steuerung werden teilweise auch als »**Managed Care**« bezeichnet, wobei dafür keine allgemein akzeptierte Definition vorliegt. In Deutschland gibt es kaum Daten über die Verbreitung von Case Management in der psychiatrischen Versorgung.

Aus anderen europäischen Ländern und Nordamerika sind darüber hinaus spezifische gemeindepsychiatrische Hilfen wie **Community Mental Health Teams (CMHT), Assertive Community Treatment (ACT)** und **Hometreatment (HT)** bekannt.

Assertive Community Treatment ist ein teambasierter Ansatz, der darauf abzielt, Betroffene in Kontakt mit den gemeindepsychiatrischen Diensten zu halten, Klinikeinweisungen zu reduzieren und das Behandlungsergebnis zu verbessern. Unter **Hometreatment** wird die wohnortnahe psychiatrische Akutbehandlung als multiprofessionelles Behandlungskonzept und Alternative zur herkömmlichen stationären Krankenhausbehandlung verstanden. Dabei steht ein multiprofessionelles Team (Mobiles Krisenteam) im Zentrum des Angebotes, das in der Lage ist, akutpsychiatrisch behandlungsbedürftige Betroffene in ihrer gewohnten Umgebung im Rahmen eines mit ihnen vereinbarten Behandlungsplanes zu betreuen. Das familiäre sowie das soziale Umfeld werden in die Behandlung eng mit einbezogen. Die Wirksamkeit solcher Interventionen ist für die gemeindepsychiatrische Versorgung bei schwereren psychischen Erkrankungen gut belegt. Ihre Realisierung im deutschen Gesundheitssystem ist aber bislang nicht flächendeckend gelungen.

Noch darüberhinausgehend führte in einer kleinen Machbarkeitsstudie eine zusätzliche Fortbildung der Community Mental Health Teams zur besseren **Rezidivprophylaxe** in einer cluster-**randomisierten** kontrollierten Interventionsstudie im britischen Gesundheitssystem. Es zeigten sich geringere **Rezidivraten** und ein über die Zeit besseres **psychosoziales Funktionsniveau** bei den von ihnen betreuten Menschen mit Bipolaren Störungen im Vergleich zu den von nicht zusätzlich geschulten Teams betreuten Betroffenen.

Aufsuchende, teambasierte gemeindepsychiatrische Behandlungen können effektiv sein. Modellhafte Umsetzungen von Hometreatment gibt es in Deutschland unter anderem in Günzburg/Ulm und Frankfurt/Main (»Bamberger Hof«).

Es ist abzuwarten, wie eine **Stationsäquivalente Behandlung** (StäB) umgesetzt werden wird: Die Neuregelung des § 115d SGB V ergibt die Möglichkeit einer komplexen, aufsuchenden, zeitlich begrenzten akutpsychiatrischen Behandlung durch ein multiprofessionelles Team im unmittelbaren Lebensumfeld der Betroffenen, die Stationsäquivalente Behandlung (StäB nach §§ 39, 115d SGB V).

Die Weiterentwicklung des deutschen psychiatrischen Versorgungssystems in Richtung verbindliches **Case Management** (z. B. im Sinne des **Assertive Community Treatment**) unter Ermöglichung der Akutbehandlung zu Hause (Hometreatment) ist wünschenswert und könnte auch die Versorgungsqualität von Menschen mit schweren Bipolaren Störungen verbessern.

Empfehlung: Case Management – Versorgung 3	Empfehlungsgrad
Für Patienten mit Bipolaren Störungen sollten Ansätze des beziehungsorientieren **Case Management** ausgebaut und dann angeboten werden. Dabei kommt dem Aspekt der Verbindlichkeit und der bedarfsweise nachgehenden Hilfegewährung besondere Bedeutung zu. Insbesondere die Vorgehensweise des **Assertive Community Treatment** (aufsuchende, teambasierte, gemeindenahe Versorgung) sollte angeboten werden. Die Versorgung von Patienten mit Bipolaren Störungen in akuten Phasen durch Kriseninterventions- und Home-Treatment-Teams sollte außerdem angestrebt werden. Entsprechende Angebote sollten ausgebaut werden.	B

Einsatz aktueller, insbesondere elektronischer Kommunikations- und Interaktionsmedien als Hilfe für Betroffene und in der Betreuung

Das Internet und andere »neue Medien« werden von Menschen mit psychischen Erkrankungen in vielfältiger Weise genutzt. Allerdings sind im Internet angebotene gesundheitsbezogene Informationen kaum zu überblicken und oft zweifelhafter Qualität bzw. Inhalte. Es muss insbesondere auf die Gefahr hingewiesen werden, die von sogenannten »Suizidforen« ausgehen können (siehe hierzu auch https://tinyurl.com/Empfehlungen-Suizidforen sowie Untersuchungen des Jugendschutzes: https://tinyurl.com/Suizidforen.

Die Medien werden passiv (als Informationsquelle) und aktiv (Teilnahme in krankheitsbezogenen Foren, Chats und E-Mail-Gruppen) genutzt. Ein Beispiel für ersteres ist das Bipolar-Forum der DGBS e. V. (www.bipolar-forum.de), ein Beispiel für letzteren Fall ist die Chatbetreuung von Menschen mit psychischer Erkrankung nach einem stationären Aufenthalt.

Weiterführende Versorgungsansätze

Psychiatrische Institutsambulanzen

Aufgabe psychiatrischer Institutsambulanzen ist die Versorgung von Betroffenen, die wegen Art, Schwere oder Dauer ihrer Erkrankung auf die multiprofessionelle ambulante Behandlung im psychiatrischen Krankenhaus angewiesen sind. Dies ist im § 118 Abs. 1 SGB V für Psychiatrische Fachkrankenhäuser und im § 118 Abs. 2 SGB V für Psychiatrische Abteilungen an Allgemeinkrankenhäusern und Universitätskliniken gesetzlich geregelt.

Psychiatrische Institutsambulanzen (PIA) sind ein wichtiger Baustein einer verbindlichen und multiprofessionellen Betreuung. Durch die neuen Regelungen der Krankenhausfinanzierung (PsychVVG) wird angestrebt, die PIA in ein Gesamtsystem der Versorgung zu integrieren, was im Sinne der Überwindung von Sektorgrenzen bedeutsam erscheint.

Modelle zur Integrierten Versorgung

Versorgungskonzepte, die sich an der Integrierten Versorgung gemäß § 140a SGB V orientieren, haben einige Jahre in der Psychiatrie viel Beachtung gefunden. Ziel ist es, Sektorgrenzen zu überwinden und durch eine Versorgung aus einer Hand oder mit guter Abstimmung an den Schnittstellen die Versorgungsqualität zu verbessern. Ermutigende Ergebnisse aus einem solchen Projekt berichtete, wie oben bereits dargestellt, das »Hamburger Modell«, bei dem in der integrierten Versorgung von Menschen mit Psychosen im Universitätsklinikum Hamburg Eppendorf auch Menschen mit Bipolaren Störungen behandelt werden.

Kritisch wird diskutiert, dass »Selektivverträge« mit einzelnen Versicherungen abgeschlossen werden, was aber einer flächendeckenden und einheitlichen Versorgung entgegensteht, und dass unter Umständen unangebrachte kommerzielle Interessen hinter solchen Konzepten stehen.

Weitere besondere Organisations- und Vergütungssysteme (MVZ, regionales Psychiatriebudget, neues Entgeltsystem)

Ein Medizinisches Versorgungszentrum (MVZ) ist eine vom deutschen Gesetzgeber mit dem GKV-Modernisierungsgesetz 2004 eingeführte Einrichtung zur ambulanten Krankenversorgung. Die Rechtsgrundlage bildet § 95 SGB V. Hierbei handelt es sich um eine spezielle Organisationsform der vertragsärztlichen Versorgung, die sicherlich die psychiatrische Versorgung berührt, ohne dass hierbei bisher grundsätzlich spezifische Auswirkungen auf Menschen mit Bipolaren Störungen zu erkennen wären.

Regionalbudgets machen es einfacher, solche Versorgungsmodelle umzusetzen. Mit der Einführung des § 64 SGB V wurden Modelle verstetigt oder neu ermöglicht, in denen krankenhausbasierte Teams flexibel die akute und andauernde stationäre, teilstationäre und krankenhausbasierte ambulante Behandlung von Menschen mit psychischen Störungen übernehmen. Die Anbieter erhalten ein Gesamtbudget, welches alle anfallenden Kosten decken muss, jedoch Flexibilität für individuelle und regionale Anpassungen bietet. Aktuell gibt es in Deutschland zwanzig Modellvorhaben nach § 64b, welche in Bezug auf Vorläufervorhaben, Strukturen und Prozesse und regionale Vernetzung sehr unterschiedlich gestaltet sind.

Empfehlung: sektorübergreifende Modelle – Versorgung 4	Empfehlungsgrad
Sektorübergreifende Versorgungs- und Finanzierungsmodelle, die die strikte Trennung in ambulant, teilstationär und stationär überwinden, sollten für Menschen mit schweren psychischen Erkrankungen und somit auch für einen Teil der bipolar **affektiven** Patienten in Deutschland weiterentwickelt werden.	**KKP**

Ansätze zur Annäherung von Soll und Ist in der Versorgung von Betroffenen

Notwendige Rahmenbedingungen

Einige Forderungen an das System und notwendige Rahmenbedingungen wurden bereits unter 6.2.1. aufgelistet.

Aus den Statements/Empfehlungen der Analyse des deutschen Versorgungssystems und verschiedener Versorgungsansätze lassen sich folgende zusätzlich notwendige Rahmenbedingungen ableiten:

- Ausbau und Angebot von Maßnahmen der beruflichen Rehabilitation und Integration, insbesondere **Supported Employment**
- weiterer Ausbau gemeindenaher und bedarfsorientierter ambulanter Angebote mit dem Ziel der Rehabilitation und Integration (wie z. B. Informations- und Beratungsangebote, Ergotherapie, Sozialpsychiatrische Dienste, Tages- und Begegnungsstätten, ambulant betreutes Wohnen oder auch Angebote der Selbsthilfe) unter Berücksichtigung des spezifischen Bedarfs von Betroffenen
- Ausbau und Angebot von Ansätzen des **Case Managements**, insbesondere Vorgehensweise des **Assertive Community Treatments**
- Ausbau von Angeboten für die Versorgung in akuten Phasen durch StäB-, Kriseninterventions- und Home-Treatment-Teams
- Weiterentwicklung sektorenübergreifender Versorgungs- und Finanzierungsmodelle, die die strikte Trennung in ambulant, teilstationär und stationär überwinden, für Menschen mit schweren psychischen Erkrankungen und somit auch für einen Teil der Menschen mit Bipolaren Störungen

- Weiterentwicklung sektorenübergreifender Versorgungs- und Finanzierungsmodelle, die die Trennung zwischen dem SGB-V-Bereich und dem SGB-VII-Bereich zu überwinden versuchen

In einer umfassenden Metaanalyse zur Qualität institutioneller Hilfen für Menschen mit chronischen psychischen Erkrankungen wurden folgende Faktoren isoliert, die eine »gute Versorgung« gewährleisten:

- Gemeindenähe,
- Flexibilität der Hilfen,
- geringe »Dichte« für Nutzende, größtmögliche Privatsphäre,
- spezifische, **evidenzbasierte** Interventionen (z. B. Psychotherapie oder **Supported Employment**) als Teil der Standardversorgung,
- Vermeidung von Zwang und Gewalt,
- angemessene Ausbildung der Mitarbeitenden einschließlich des Angebots der Supervision und des Erlernens von Maßnahmen der Deeskalation,
- Einbeziehung der Nutzenden bei Entscheidungen,
- Gewährleistung positiver therapeutischer Beziehungen sowie
- das Umsetzen klinischer Leitlinien.

Drei Aspekte können für die Versorgung von Menschen mit Bipolaren Störungen relevant sein und sollten/müssen gestärkt werden:

- ärztliche Therapie: eine an Leitlinien orientierte Therapie (insbesondere medikamentös), die einfach verfügbar ist und zuverlässig im Alltag umgesetzt wird
- Kontinuität und Koordination: Hierbei sind Konzepte von Case/Care Management und ein hohes Maß an Verbindlichkeit erforderlich
- **Psychoedukation** und **Empowerment**: Stärkung der Selbstverantwortung und Autonomie der Betroffenen

Empfehlung: Rahmenbedingungen – Versorgung 5	Empfehlungsgrad
Menschen mit Bipolaren Störungen sollte ein strukturiertes Vorgehen, bestehend aus leitlinienorientierter ärztlicher, psychiatrisch-psychotherapeutischer, verbindlicher und kontinuierlicher multiprofessioneller Behandlung inklusive Telefonkontakten und Krisenmanagement wie auch Angeboten der **Psychoedukation** und des **Empowerments** (d. h. Stärkung der eigenen Fähigkeiten) angeboten werden.	B

Statement: Rahmenbedingungen – Versorgung 6	Empfehlungsgrad
Für eine qualitativ gute Versorgung von Menschen mit bipolar **affektiven** Störungen ist zu fordern: • zeitnaher Zugang zu entsprechender qualifizierter störungsspezifischer psychiatrischer Behandlung, **Psychoedukation** und psychotherapeutischer Behandlung • Verfügbarkeit verbindlicher und bei Bedarf nachgehender Hilfen • Verfügbarkeit von Kriseninterventionsbehandlungsplätzen (stationär ggf. teilstationär) • Zugang und Verfügbarkeit zu rehabilitativen Angeboten mit störungsspezifischen Schwerpunkten, wenn Bedarf besteht • Verfügbarkeit und Zugang zu störungsspezifischen **Selbsthilfegruppen** Dabei muss das Versorgungssystem von einer Grundhaltung des Respekts und des trialogisch-partnerschaftlichen Umgangs zwischen Behandlern, Angehörigen und Betroffenen geprägt sein.	**Statement**

Funktionen der am Betreuungsprozess beteiligten Partner

Bei Bipolaren Störungen stellt sich für die Betroffenen die Frage, wer Care bzw. **Case Manager** ist, falls es eines solchen bedarf.

Der Hausarzt ist in der Regel nicht geeignet, da die Dauerbehandlung Bipolarer Störungen aufgrund der Komplexität eher in die Domäne der Fachärztinnen fällt. Letzterer wird die Funktion des Care bzw. Case Managers übernehmen können, wenn im Zuge einer sozial- bzw. gemeindepsychiatrischen Struktur gearbeitet wird. Dies kann beispielsweise in einem Sozialpsychiatrischen Dienst oder in einer psychiatrischen Institutsambulanz der Fall sein. Auch entsprechende Schwerpunktpraxen vermögen, dies umzusetzen. Koordinative Funktionen haben oft auch gesetzliche Betreuende.

Wesentliches Gewicht kommt dabei den Betroffenen und gegebenenfalls ihren Angehörigen zu. Ein modernes Behandlungskonzept Bipolarer Störungen zielt auf Partizipation. Es hat die Perspektive, Betroffenen zu Experten der eigenen Krankheit zu machen.

Grundsätzlich ist bei Konsultation weiterer Versorgender die Zustimmung der Betroffenen erforderlich, wenn nicht Anhaltspunkte für Eigen- oder Fremdgefährdung bzw. andere Situationen mit Gefahr im Verzug vorliegen.

Im Folgenden sind die Eckpunkte des Versorgungspfads skizziert:

Schnittstelle Hausarzt – niedergelassene Kollegin

Empfehlung: Überleitung an Facharzt – Versorgung 7	Empfehlungsgrad
Hausärzte und andere Behandler sollten bei Verdacht auf das Vorliegen einer bipolaren Erkrankung einen Facharzt für Psychiatrie und Psychotherapie/für Nervenheilkunde hinzuziehen.	KKP

Schnittstelle niedergelassener Kollege – Klinik

Empfehlung: Klinikeinweisung – Versorgung 8	Empfehlungsgrad
Eine Einweisung in eine psychiatrische Klinik oder Abteilung sollte erfolgen: • bei drohender Eigen- oder Fremdgefährdung • wenn die Symptomatik und das daraus resultierende Verhalten sich derart verschlechtern, dass eine ambulante Behandlung als nicht ausreichend angesehen wird • bei den Therapieerfolg massiv behindernden Lebensumständen	KKP

Akute Eigen- oder Fremdgefährdung

Eine akute Eigengefährdung liegt vor, wenn Betroffene aufgrund der psychischen Erkrankung ihr Leben oder ihre Gesundheit in erheblichem Maße gefährden. Akute Fremdgefährdung liegt vor, wenn Betroffene aufgrund der psychischen Erkrankung die öffentliche Sicherheit und Ordnung in erheblichem Maße gefährden.

Empfehlung: Akute Eigen- oder Fremdgefährdung – Versorgung 9	Empfehlungsgrad
Bei akuter Eigen- oder Fremdgefährdung muss eine Einweisung in eine psychiatrische Klinik oder Abteilung erfolgen.	KKP

Empfehlung: Zwangseinweisung – Versorgung 10	Empfehlungsgrad
Unter Berücksichtigung der rechtlichen Bestimmungen ist auch eine Einweisung ohne die Zustimmung des Patienten zu erwägen.	KKP

Empfehlung: Behandlungsangebote – Versorgung 11	Empfehlungsgrad
Der Behandler muss gemeinsam mit dem Patienten, und bei Zustimmung des Patienten auch mit dessen Angehörigen, verfügbare Behandlungsangebote besprechen und es sollte gemeinsam entschieden werden, welche davon genutzt werden sollen. Der Behandler bzw. das Behandlungsteam sollten koordinierend tätig werden und bei Bedarf Rückmeldung über den Verlauf einholen.	KKP

Bedeutung anderer Akteure und Systempartner in der Versorgung bei der Umsetzung von Leitlinienempfehlungen und denkbare Bündnisse

Für die Träger der Finanzierung der Versorgung sind mögliche Auswirkungen auf die Versorgungskosten naturgemäß von Bedeutung. Ein generelles Interesse an einer guten Versorgungsqualität, wie sie durch die vorliegende Leitlinie ermöglicht und gefördert wird, sollte jedoch ebenfalls vorausgesetzt werden.

Zwar richtet sich die Leitlinie naturgemäß zunächst an unmittelbar Betroffene und an Fachkreise. Im Hinblick auf psychische Erkrankungen ist von einem besonderen Interesse der Öffentlichkeit auszugehen. Diese kann, wie die noch immer anzutreffende **Stigmatisierung** von Menschen mit psychischen Erkrankungen zeigt, hemmenden Einfluss auf eine adäquate Wahrnehmung ausüben. Diese besondere Aufmerksamkeit bedeutet jedoch zugleich eine Chance, Verständnis und Unterstützung zu wecken. Eine ganz besonders augenscheinliche Rolle spielt hierbei die **Suizidalität** bzw. in der Wahrnehmung der Öffentlichkeit zumeist der vollendete und bekannt gewordene Suizid. In den letzten Jahren hat sich die Wahrnehmung hierzu, zumindest teilweise, verändert. Die bekannt gewordenen Selbsttötungen werden heutzutage zunehmend als fatale Erkrankungsfolgen wahrgenommen. Der Bezug zur vorliegenden Leitlinie ist offenkundig.

Tipps und praktische Hinweise für Betroffene und Angehörige

Erkundigen Sie sich nach den verschiedenen Versorgungsstrukturen vor Ort, beispielsweise beim örtlichen Sozialpsychiatrischen Dienst oder einer **psychosozialen Beratungsstelle**. Eventuell stehen Ihnen mehr Unterstützungsmöglichkeiten zur Verfügung, als Sie bisher kennen.

Arbeit kann stabilisierend bei Bipolaren Störungen wirken. Nach einer längeren Erkrankungsphase, in der Betroffene nicht arbeitsfähig waren, gibt es je nach Bundesland verschiedene Institutionen, die dabei unterstützen, wieder in den **ersten Arbeitsmarkt** zurückzufinden. Erkundigen Sie sich dazu bei Ihrer Krankenkasse oder Berufsgenossenschaft nach den Möglichkeiten zur beruflichen Rehabilitation.

Bipolare Störungen können die Feststellung einer Schwerbehinderung rechtfertigen und damit die Möglichkeit bieten, Nachteilsausgleiche in Anspruch nehmen zu können. Lassen Sie sich dazu von einem Sozialverband, einer Ergänzenden unabhängigen Teilhabeberatungsstelle (EUTB) oder anderen Beratungsstelle für den Bereich Behinderung informieren und bei der Antragstellung unterstützen.

Unter Umständen ist es angezeigt, einen Pflegegrad zu beantragen, wenn die eigene Versorgung nicht mehr komplett gewährleistet werden kann. Hierzu informieren Sie beispielsweise die Pflegeberatungsstellen vor Ort oder die Krankenkassen.

Es kann sinnvoll sein, eine Erwerbsminderungsrente zu beantragen, wenn eine Arbeitsfähigkeit nicht mehr (ausreichend) gegeben ist. Ihr Rententräger vermittelt Ihnen Beratungsmöglichkeiten.

In der Versorgung von Menschen mit Bipolaren Störungen und auch der Angehörigen kommen verschiedene helfende Berufsgruppen zum Einsatz. Erkundigen Sie sich beim Sozialpsychiatrischen Dienst vor Ort, der auch eine beratende Funktion hat, oder anderen **psychosozialen Beratungsstellen**, welche Möglichkeiten direkt vor Ort oder aber in nächster Umgebung zur Verfügung stehen.

Selbsthilfegruppen können einen wichtigen Beitrag zur Stabilisierung der Betroffenen leisten, aber auch sehr hilfreich für Angehörige sein. Eine Liste der bei Ihnen in der Nähe bestehenden Selbsthilfegruppen finden Sie im Verzeichnis auf der Webseite der DGBS unter www.dgbs.de oder bei der Selbsthilfekontaktstelle vor Ort.

Die Kliniken arbeiten nach regionalen Sektoren, d. h., Ihrer Wohnadresse ist eine bestimmte Klinik zugewiesen, die Sie im Akutfall aufnehmen muss. Es ist daher nicht immer möglich, sich eine bestimmte Klinik auszusuchen. Es lohnt sich, bei der von Ihnen bevorzugten Klinik nachzufragen, da bei vorhandenen Kapazitäten Betroffene auf einer Warteliste dort aufgenommen werden können.

Zusätzlich zu den Kliniken gibt es Tageskliniken oder ambulante Therapieangebote. Einige von diesen Angeboten sind spezialisiert auf Bipolare Störungen. Beispielsweise gibt es Kliniken, die von der DGBS ein Gütesiegel erhalten haben, da diese Kliniken Angebote speziell für Bipolare Störungen bereithalten. Die Liste finden Sie auf der Webseite der DGBS unter www.dgbs.de.

Aufsuchende und nachgehende Behandlungsformen wie das **Hometreatment,** ACT, StäB oder andere Modelle sind noch nicht überall verfügbar. Erkundigen Sie sich bei den Kliniken in Ihrer Umgebung, welche Klinik hier Angebote vorhält, wenn Sie eine Behandlung in der häuslichen Umgebung nutzen möchten.

Der Besuch einer medizinischen Rehabilitationsklinik sollte erst dann erfolgen, wenn Sie einigermaßen stabil sind oder die Krankheitsphasen nur leichtgradig ausgeprägt sind.

Versorgung durch Psychiatrische Institutsambulanzen, medizinische Versorgungszentren, ambulante psychiatrische Krankenpflege/psychiatrische häusliche Krankenpflege oder das Modell der Integrierten Versorgung sind nicht überall verfügbar. Informieren Sie sich über die vor Ort zur Verfügung stehenden Möglichkeiten.

Anhang

Glossar

ACE-Hemmer blutdrucksenkendes Mittel

Adherence/Adhärenz Therapietreue (aus dem Englischen Adherence für Befolgung, Einhaltung, Beachtung)

affektive Störungen Störungen der Stimmung und des Aktivitätsniveaus

Affektregulation Fähigkeit, eigene Gefühle in verschiedenen Situationen zu regulieren

Agitation starke Unruhe

Akathisie Sitzunruhe, bei der man die Beine ständig bewegen muss

Anamnese systematische Erhebung der Krankheitsumstände und Vorgeschichte

Angehörige meint hier: Familienmitglieder und/oder andere wichtige Bezugspersonen von Menschen mit Bipolaren Störungen

Antidepressiva Medikamente, die zur Therapie der → Depression eingesetzt werden

Antiepileptika Medikamente, die zur Behandlung von Anfallserkrankungen (wie Epilepsie) eingesetzt werden

Antikonvulsiva → Antiepileptika

Antimanika, antimanisch Substanzen, die zur Behandlung manischer Zustände eingesetzt werden

Antiphlogistika (nichtsteroidale) Medikamente zur Entzündungshemmung, die nicht aus Steroiden gewonnen werden

Antipsychotika wirksame Medikamente, die auch gerade gegen psychotische Symptome in der Manie, aber auch in der Depression eingesetzt werden.

Assertive Community Treatment aufsuchendes Team aus psychosozialen Fachkräften, mit gemeindenahen Behandlungsdiensten für Menschen mit schweren und anhaltenden psychischen Erkrankungen

Atypika atypische → Neuroleptika – Arzneimittel, die zur Behandlung der Schizophrenie und anderer Psychosen eigesetzt werden

Aufdosierung Erhöhung der Dosis eines Medikamentes

Behandelnde meint hier: alle Berufsgruppen, die in der Behandlung und Therapie von Menschen mit Bipolaren Störungen involviert sind

Behandlungsvereinbarung mit den Behandelnden gemeinsam besprochene Vereinbarung über therapeutische Maßnahmen (z. B. in Krisensituationen)

Behavioral Approach System spezielles Verhaltenstherapieprogramm

Benzodiazepine Medikamente, die beruhigend und angstlösend wirken

Betroffene meint hier: Menschen mit Bipolaren Störungen

Bias subjektive Bewertung, durch falsche Untersuchungsmethoden (z. B. Suggestivfragen) verursachte Verzerrung des Ergebnisses einer Erhebung

Bilirubin Abbauprodukt des roten Blutfarbstoffes (Hämoglobin)

bipolares Spektrum alle Formen der Bipolaren Störungen

Bipolare Störung Erkrankung, die durch das Auftreten wiederholter → affektiver Krankheitsphasen gekennzeichnet ist (manisch, hypomanische und depressive → Episoden)

Bipolar-I-Störung Form der Bipolaren Störungen, bei der neben einer depressiven Phase mindestens eine manische Krankheitsphase aufgetreten sein muss; auch Verläufe mit Mischformen zählen darunter

Bipolar-II-Störung Form der Bipolaren Störungen, bei der mindestens eine depressive und eine hypomanische Phase aufgetreten sein muss, jedoch ohne manische Phasen

Case Management Verfahren, individuell bedarfsentsprechend die nötige Unterstützung, Behandlung, Begleitung, Förderung und Versorgung von Betroffenen zu bewerkstelligen

Coping-Strategien/Skills Strategien zur Krankheitsbewältigung

Depression Erkrankung, bei der Betroffene sich sehr niedergeschlagen fühlen, ihre Interessen verlieren und erschöpft und antriebslos sind

Diabetes mellitus (Typ 1/2) »Zuckerkrankheit«

Differenzialdiagnose, differenzialdiagnostisch alternative Diagnosen, die auch in Betracht kommen

Diuretika Medikament zur Förderung der Harnausscheidung

dysfunktional abträglich, unzweckmäßig

Dyskinesien unwillkürliche Bewegungsstörungen verursacht beispielsweise durch Medikamente

Elektrokonvulsionstherapie (EKT) effektives Behandlungsverfahren bei → Depression und → Manie, bei dem durch wenige Sekunden andauernde Stromimpulse unter Narkose und Muskelentspannung ein kurzer Krampfanfall im Gehirn ausgelöst wird

Embryonaltoxikologie Lehre der möglichen Auswirkungen von Stoffen, z. B. Medikamenten, die auf das Ungeborene schädlich einwirken können

Empowerment Strategien und Maßnahmen, die die Autonomie und Selbstbestimmung der Betroffenen stärken sollen

Epidemiologie Lehre der Verbreitung und Ursachen von Erkrankungen

Episode Krankheitsphase (bei Bipolaren Störungen entweder depressive, (hypo-)manische oder gemischte Phase)

euthym ausgeglichene, »normale« Stimmungslage

erster Arbeitsmarkt regulärer Arbeitsmarkt

Evidenz Begriff der sog. »evidenzbasierten Medizin«; durch wissenschaftliche Studien gesicherte Erkenntnisse zur Wirksamkeit von Therapien

evidenzbasiert Rückschlüsse und Handlungsempfehlungen und auf Grundlage der → Evidenz

Evidenzgrad Begriff der »evidenzbasierten Medizin«, klassifiziert Studien nach der Qualität ihrer Ergebnisse. Ein hoher Evidenzgrad steht für eine gesicherte Empfehlung, ein niedriger für eine unklare → Evidenzlage.

Evidenzlage die gesammelte → Evidenz zur Wirksamkeit einer jeweiligen Therapie

EX-IN Kennzeichnung einer Ausbildung von Psychiatrieerfahrenen zum Genesungs-/→ Peerbegleiter (aus dem Englischen: Experienced Involvement)

extrapyramidalmotorische Nebenwirkungen (EPMS) durch Medikamente verursachte Bewegungsstörungen

Familienanamnese Abfrage von Erkrankungen innerhalb der Herkunftsfamilie

Fatigue krankhafte Erschöpfung

gastrointestinal den Magen-Darm-Trakt betreffend

Gerinnungshemmer Medikament zur Blutverdünnung

hyperglykämisch zu hoher Blutzuckerwert

hyperlipidämisch zu hohe Blutfettwerte

Hypomanie leichtere Form der Manie, in der Symptome weniger ausgeprägt sind

Hypophyse Hirnanhangdrüse; wichtig für die Hormonbildung

Impulskontrollstörung psychiatrisches Krankheitsbild, bei dem Betroffene impulsives Handeln nicht oder nur teilweise steuern können

Indikation, indiziert Grund für den Einsatz einer therapeutischen oder diagnostischen Maßnahme

Interaktionsrisiko mögliche gegenseitige Beeinflussung der Wirkungen oder Nebenwirkungen von zwei oder mehr miteinander kombinierten Arzneimitteln

Internal State Scale Selbstbeurteilungsinstrument bezüglich der Stimmungslage

Introspektion Beobachtung und Analyse eigener psychischer Vorgänge

invasiv »eindringend«; diagnostische oder therapeutische Maßnahmen, welche mit einer Verletzung (z. B. durch einen Stich oder Schnitt in die Haut) einhergehen

Jobcoaching Unterstützung eines Menschen im Beruf

kardial, kardiovaskulär das Herz bzw. Herz und Gefäße betreffend

kardiometabolisches Risikoprofil Risikofaktoren für Stoffwechsel- und Herzerkrankungen

Klinischer Konsenspunkt (KKP) übereinstimmende Empfehlung aufgrund gemeinsamer klinischer Erfahrungswerte und damit Standard in der Behandlung

Kognition Fähigkeit, wahrgenommene Informationen zu verarbeiten (Aufmerksamkeit, Konzentration und Gedächtnis)

kognitives Funktionsniveau Ausprägung der Aufmerksamkeits-, Denk- und Konzentrationsfähigkeit

Komorbidität gleichzeitiges Vorliegen verschiedener Erkrankungen, Mehrfacherkrankung

Kontraindikation, kontraindiziert Gegenanzeige gegen die Anwendung einer diagnostischen oder therapeutischen Maßnahme

Kreatinin-Clearance Messparameter zur Nierenfunktion

Letalität Sterblichkeit; Anteil der Erkrankten, die an der Krankheit sterben

Libido Sexuelle Lust bzw. sexuelles Begehren

Life Chart Stimmungstagebuch oder -kalender

Magnetkonvulsionstherapie Stimulationsverfahren bestimmter Regionen des Gehirns über Magnetfelder

Manie Krankheitsphase im Rahmen einer Bipolaren Störung, bei der sich die Stimmung, Aktivität und Antrieb weit über dem Normalniveau befinden

Mania Rating Scale/Manieskala Fragebogen zur Manie

medizinische Leitlinie Empfehlungen zur Diagnostik und Behandlung einer bestimmten Erkrankung

metabolisches Syndrom kombiniertes Auftreten von Risikofaktoren für Herz- und Gefäßkrankheiten

metakognitives Training psychotherapeutisches Verfahren zur Behandlung von Psychosen, Depressionen oder Borderline-Persönlichkeitsstörung

Monotherapie Behandlung mit nur einem Medikament

Mood Stabilizer → Stimmungsstabilisierer

multiaxial auf verschiedenen diagnostischen Systemen aufbauend

muskuloskelettale Erkrankungen Krankheiten des Bewegungsapparats

neuroendokrinologisch die Zusammenhänge zwischen Hormon- und Nervensystem betreffend

Neuroleptika Medikamente aus der Gruppe der Psychopharmaka, die eine dämpfende (→ sedierende) und antipsychotische (den Realitätsverlust bekämpfende) Wirkung haben

nihilistischer Wahn Form des Wahns, bei dem Betroffene der Überzeugung sind, nicht zu existieren

Non- oder Partialresponder Betroffene, die nicht oder nur teilweise auf eine Therapie ansprechen

Nonsuizidverträge auch: Antisuizidpakt; Nonsuizidverträge werden zwischen Behandelnden und Betroffenen geschlossen, um suizidales Verhalten zu verhindern

Novelty Seeking Persönlichkeitszug mit einem gesteigerten Interesse an neuen Erfahrungen, Belohnungen und Annäherungen

obligat, obligatorisch verpflichtend

Off-Label-Use Einsatz von Arzneimitteln außerhalb der Zulassung

Open Dialogue Offener Dialog; Bezeichnung für eine Begegnung auf Augenhöhe, bei der die Teilnehmenden als Experten für ihre Lebenserfahrungen ernst genommen werden

Parästhesien Form der Sensibilitätsstörung mit unangenehmen, aber primär nicht schmerzhaften Körperempfindungen, die nicht durch entsprechende Reize ausgelöst werden

partiell teilweise

partizipative Entscheidung gleichberechtigte Entscheidungsfindung zwischen Behandelnden und Betroffenen auf Basis geteilter Informationen zu einer gemeinsam verantworteten Behandlung

Peersupport/Peerberatung Unterstützung durch Psychiatrieerfahrene. Verwandte Begriffe: Peerbegleitung, Genesungsbegleitung, → EX-IN-Begleitung

Phasenprophylaxe in der Regel medikamentöse Maßnahme zur Verhinderung erneuter Krankheitsphasen (Rückfälle)

Pharmakon Medikament

Pharmakodynamik Wirkung von Medikamenten im Körper

Pharmakokinetik Verteilung und Verstoffwechselung von Medikamenten im Körper

pharmakologisch die Wirkung von Medikamenten betreffend
pharmakotherapieresistent Nichtansprechen auf medikamentöse Therapie
Pharmakovigilanzzentren Zentren für Arzneimittelsicherheit
Phytotherapeutika aus Pflanzen zubereitete Arzneimittel, die keine synthetischen Substanzen enthalten
Placebo Arzneimittel, das keine pharmakologisch wirksamen Substanzen enthält
Placebokontrolle/placebokontrolliert Aspekt einer wissenschaftlichen Studie, in dem einer Gruppe der Teilnehmenden ein → Placebo verabreicht wird, um die Wirkung des getesteten Medikaments zu bestätigen
polyzystische Ovarien Veränderung der Eierstöcke bei der Frau
postpartal nach der Geburt eines Kindes
Prädiktoren Faktoren, die zur Vorhersage über bestimmte Merkmale betrachtet werden
Progressive Muskelrelaxation nach Jacobson wissenschaftlich fundierte und leicht zu lernende Entspannungstechnik
Psychoedukation systematische und strukturierte Vermittlung von wissenschaftlich fundiertem Wissen und Verhaltensempfehlungen zu einer Erkrankung
psychomotorisch durch psychische Vorgänge beeinflusste Bewegungen, z. B. Mimik, Gehen oder Sprechen
(Psycho-)Pharmaka Heilmittel, Medikamente
Psychoseseminar Begegnung von Betroffenen, Angehörigen und Behandelnden, also von Experten aus eigener Erfahrung, Experten aus Miterfahrung und Experten durch Ausbildung und Beruf; geprägt von gegenseitigem Respekt und Zuhören. Synonyme Begriffe sind Trialogforum sowie Psychoseforum.
psychosoziale Beratungsstelle oft niedrigschwelliges, ambulantes Beratungsangebot (zum Beispiel Kontaktstellen, Beratungsstellen der Gemeinde, Ergänzende unabhängige Teilhabeberatung, Familienberatung, Schuldnerberatung usw.)
psychosoziales Funktionsvermögen/-niveau die Fähigkeit, an sozialen Beziehungen und dem sozialen Leben in Schule, Beruf und Freizeit teilhaben zu können
Psychostimulanzien Substanzen, die eine anregende Wirkung auf den Organismus haben
QTc-Intervall Messgröße bei der Auswertung des EKG

randomisiert Verfahren, bei dem die Versuchspersonen in einer Studie unter Verwendung eines Zufallsmechanismus unterschiedlichen Gruppen zugeordnet werden

Rapid Cycling Verlaufsform Bipolarer Störungen mit schnellen Phasenwechseln (häufiger als vier Phasen pro Jahr)

Remediation Verbesserung des → psychosozialen Funktionsvermögens

Remission vollständige Rückbildung der Symptome

repetitive transkranielle Magnetstimulation (rTMS) nichtinvasives antidepressives Verfahren, bei dem unterschiedlich starke Magnetfelder auf das Gehirn wirken

respondieren auf eine Behandlung ansprechen

Response/partielle Response Ansprechen auf eine Therapie mit mindestens 40–50%iger Besserung der Symptome; dagegen zeigt sich bei einer → partiellen oder Teilresponse nur eine teilweise Besserung der akuten Symptome

Residualsymptomatik Symptomatik, die auch nach der Ausheilung bzw. nach der im Wesentlichen erfolgreichen Therapie einer Erkrankung weiterbesteht

Residualzustand Bestehenbleiben von Symptomen

Retardpräparate Medikamente, die den Wirkstoff verzögert und nicht auf einmal freigeben

Rezidiv Rückfall, erneute Krankheitshase

Rezidivneigung Neigung zu Rückfällen, erneuten Krankheitsphasen

Rezidivprophylaxe Maßnahmen zur Verhinderung eines Rückfalls oder erneuter Krankheitsphasen

Rezidivanalyse Bestimmung der Risikofaktoren für einen Rückfall oder erneute Krankheitsphasen

S3-Leitlinie zur Diagnostik und Therapie Bipolarer Störungen von medizinischen Fachgesellschaften und Betroffenen systematisch entwickelte Empfehlungen zur Behandlung von Bipolaren Störungen

schizoaffektiv Mischform von bipolaren Stimmungsschwankungen und psychotischen Episoden mit besserer Prognose als die Schizophrenie

Schwangerschaftsdiabetes Zuckerkrankheit, die sich während einer Schwangerschaft entwickelt

Screening systematisches Testverfahren bzw. Untersuchungen, um Erkrankungen nachzuweisen

SD-Sonografie bildgebendes Verfahren zur Untersuchung der Schilddrüse

Sedierung dämpfende Wirkung von Medikamenten

sekundäre Manie auch organische Manie; eine Variation Bipolarer Störungen, die durch eine Krankheit verursacht wird

Selbsthilfegruppe Zusammenschluss von Menschen, die die gleiche Erkrankung haben und gemeinsam an der Bewältigung arbeiten und sich gegenseitig im Umgang damit unterstützen wollen

Selbstmanagement Fähigkeit, selbstständig mit der Erkrankung umzugehen

Serumspiegel messbare Menge eines Medikamentes im Blut

Signifikanz, signifikant (statistische) Bedeutsamkeit, bedeutsam

Social Rhythm Metric Instrument zur Selbstbeurteilung der individuellen täglichen sozialen Rhythmen

somatisch sich auf den Körper beziehend, körperlich

somatisches Syndrom eine Reihe von Symptomen, die zusätzlich zu den Hauptsymptomen einer Depression oder Bipolaren Störung auftreten können

Statement meint hier: wichtige Aussage, für die es bisher keine wissenschaftlichen Nachweise, jedoch umfangreiche Erfahrungen aus der Praxis gibt

STEPPS Gruppentrainingsprogramm für Menschen mit emotionaler Instabilität, das bestimmte Fertigkeiten im Umgang mit Gefühlen und Verhaltensweisen vermittelt

Stigmaresistenz Unempfindlichkeit gegenüber → stigmatisierenden Äußerungen und Handlungen/Vorurteilen

Stigmatisierung Prozess, bei dem innerhalb einer Gesellschaft bestimmte äußere Merkmale von Personen und Gruppen, zum Beispiel Hautfarbe oder eine sichtbare Behinderung, mit negativen Bewertungen (Vorurteilen) belegt werden

Stimmungsstabilisierer Medikamente zur Stimmungsstabilisierung oder zur → Phasenprophylaxe

Stimulation Reiz; therapeutische Beeinflussung des Verhaltens durch das Verändern der Reizbedingungen, die dem Zielverhalten vorausgehen

Suizidalität Suizidgefährdung oder Lebensmüdigkeit; psychischer Zustand, in dem Gedanken, Fantasien, Impulse und Handlungen darauf ausgerichtet sind, gezielt den eigenen Tod herbeizuführen

Supported Employment Unterstützung von Betroffenen am Arbeitsplatz

Switch plötzlicher Wechsel in eine andere Phase (manisch oder depressiv)

Teilremission, teilremittiert deutliche Besserung nach einer Therapie, mit (einzelnen) Restsymptomen (z. B. Konzentrationsstörungen)

Teratogenität Eigenschaft biologischer, chemischer oder physikalischer Einflussfaktoren, bei einem Kind im Mutterleib Fehlbildungen hervorzurufen

Therapiealgorithmus Entscheidungsbaum für therapeutische Prozesse

therapierefraktär nicht auf die Therapie ansprechend → Therapieresistenz

Therapieresistenz fehlendes Ansprechen oder fehlende adäquate Besserung um mindestens 50 % der Anfangssymptome im Rahmen von mindestens zwei adäquat durchgeführten Therapien mit ausreichender Dauer und (ggf.) Dosierung

Thrombozytopenien Mangel an Thrombozyten (Blutplättchen) im Blut

Tremor zitternde Hände

Trialog Kommunikation »auf Augenhöhe« dreier gleichberechtigter Gruppen: von einer psychischen Störung betroffene Menschen (Betroffene), deren Angehörige (Familie oder andere Bezugspersonen) und Vertreter helfender Berufsgruppen (Behandelnde)

Trialogforum → Psychoseseminar

Triglyzeride eine Gruppe der Blutfette, die als Energiespeicher dienen

trizyklische Antidepressiva Wirkstoffgruppe aus der Reihe der älteren Antidepressiva

Ultrarapid Cycling bipolarer Stimmungswechsel innerhalb weniger Tage mit mehr als vier Episoden pro Monat

Vagusnervstimulation Therapieverfahren, bei dem der linke Nervus vagus elektrisch stimuliert wird

Validierung Feststellung der Gültigkeit einer wissenschaftlichen Erkenntnis, meistens durch weitere Bestätigungsstudien

Wirklatenz Zeit bis zum Einsetzen der Wirkung eines Medikaments

Zyklothymie Kennzeichen der Zyklothymie sind über zwei Jahre wiederkehrende einige Tage anhaltende hypomane und leichte depressive Phasen mit unregelmäßigem Verlauf, die nicht die Schwere einer → Bipolar-I- oder II-Störung erreichen

Abkürzungsverzeichnis:

ACT Assertive Community Treatment

ADHS/ADHD Aufmerksamkeitsdefizit-/Hyperaktivitätsstörung

AWMF Arbeitsgemeinschaft der Wissenschaftlichen Medizinischen Fachgesellschaften

BDI-II Becks-Depressionsinventar in einer revidierten Fassung (Fragebogen zur Erfassung der Depression)

CCT Craniale Computertomografie

CMHT Community Mental Health Teams

DGBS Deutsche Gesellschaft für Bipolare Störungen

DGPPN Deutsche Gesellschaft für Psychiatrie, Psychotherapie, Psychosomatik und Nervenheilkunde

DLPFC Linker dorsolateraler präfrontaler Cortex

DSM Diagnostisches und Statistisches Handbuch Psychischer Störungen

EEG Elektroenzephalografie

EKG Elektrokardiogramm

EKT Elektrokonvulsionstherapie

EMA European Medicines Agency (europäische Arzneimittelbehörde)

EPMS Extrapyramidalmotorisches Symptom

FDA Food and Drug Administration (amerikanische Arzneimittelbehörde)

FFT Familienfokussierte Therapie

GAD Generalized Anxiety Disorder (generalisierte Angststörung)

GAF Global Assessment of Functioning (Bewertungsskala des allgemeinen Funktionsniveaus)

GKV Gesetzliche Krankenversicherung

GPV Gemeindepsychiatrische Verbünde

HAMD Hamilton Depressionsskala (Fragebogen zur Erfassung der Depression)

HCL-32 Hypomanie-Symptom-Checklist (Fragebogen zur Erfassung der Hypomanie)

HT Hometreatment

ICD-10/11 International Statistical Classification of Diseases and Related Health Problems (Internationale statistische Klassifikation der Krankheiten und verwandter Gesundheitsprobleme in der 10./11. Fassung)

ICM Intensives Case Management

INR International Normalized Ratio (Labortest für die Blutgerinnung)

ISBD International Society for Bipolar Disorders

IPSRT Interpersonelle und Soziale Rhythmustherapie

KVT Kognitive Verhaltenstherapie

MADRS Montgomery-Åsberg Depression Rating Scale (Skala zur Erfassung des Schweregrades einer Depression)

MAO Monoaminoxidase
MDQ Mood Disorder Questionnaire (Fragebogen zur Erfassung der Stimmung)
MKT Magnetkonvulsionstherapie
MKT Metakognitives Training
MRT Magnetresonanztomografie (Bildgebungsmethode ohne Strahlenbelastung)
MVZ Medizinisches Versorgungszentrum
NAKOS Nationale Kontakt- und Informationsstelle zur Anregung und Unterstützung von Selbsthilfegruppen
PEG Perkutane endoskopisch angelegte Gastrostomie (Bauchsonde zur Ernährung)
PIA Psychiatrische Institutsambulanz
PMR Progressive Muskelentspannung (nach Jacobson)
PPT Partielle Thromboplastinzeit (Laborwert für die Blutgerinnung)
PsychVVG Gesetz zur Weiterentwicklung der Versorgung und der Vergütung für psychiatrische und psychosomatische Leistungen
PTSD Posttraumatische Belastungsstörung
RCT Randomized controlled trial (randomisierte kontrollierte Studie)
RPK Rehabilitation für psychisch Kranke
rTMS Repetitive transkranielle Magnetstimulation
SADS-C Schedule for Affective Disorders and Schizophrenia (Diagnosewerkzeug für affective Störungen und Schizophrenie)
SBT Stressbewältigungstraining für Menschen mit psychischen Erkrankungen oder Strategisch-behaviorale Therapie (Form der Verhaltenstherapie)
SGB Sozialgesetzbuch
SKID Strukturiertes Klinisches Interview für DSM-IV
SKT Soziales Kompetenztraining
SNRI Selektive Noradrenalin-Rückaufnahme-Inhibitoren
SSRI Serotonin-Rückaufnahme-Inhibitoren, Serotonin-Wiederaufnahmehemmer
StäB Stationsäquivalente Behandlung
STEPPS Systems Training for Emotional Predictability and Problem Solving (Systematisches Training von Situationen, die Emotionen auslösen, und Problemlösen)
TAU Treatment as Usual (Behandlung »wie üblich« in der Kontrollgruppe einer Studie)
tDCS Transcranial direct current stimulation (Transkranielle Gleichstromstimulation)
THS Tiefe Hirnstimulation
TSH Thyreoideastimulierendes Hormon (Wert bei der Schilddrüsenuntersuchung)
VNS Vagusnervstimulation
WHO Weltgesundheitsorganisation
WT Wachtherapie
YMRS Young Mania Rating Scale (Fragebogen zur Fremdbeurteilung der Ausprägung manischer Symptome

Adressen

Webseiten

www.bipolar.at Österreichische Gesellschaft der Bipolaren Störungen

www.bipolar-forum.de Onlineselbsthilfeforum zu Bipolaren Störungen

www.dgbs.de Deutsche Gesellschaft für Bipolare Störungen

www.dgppn.de Deutsche Gesellschaft für Psychiatrie und Psychotherapie, Psychosomatik und Nervenheilkunde

www.embryotox.de Informationen zu Medikamenten und deren Wirkungen auf Schwangerschaft und Stillzeit

www.ex-in-deutschland.de Dachverband EX-IN

www.isbd.org International Society for Bipolar Disorders

www.swiss-bipolar.ch Schweizerische Gesellschaft für Bipolare Störungen

www.thera-part.de Patientenleitlinie Psychosoziale Therapien bei schweren psychischen Erkrankungen

www.tinyurl.com/Suizidforen zum Thema Suizidforen

www.tinyurl.com/Empfehlungen-Suizidforen zum Thema Suizidforen

www.tinyurl.com/S3LLPST S3-Leitlinie Psychosoziale Therapien bei schweren psychischen Erkrankungen

www.trialog-psychoseseminar.de Verzeichnis der deutschsprachigen Psychoseseminare/Trialogforen

E-Mail-Adressen

mailberatung@dgbs.de E-Mail-Beratung der DGBS von selbsthilfeerfahrenen Betroffenen und Angehörigen

kontakt.sbp@dgbs.de E-Mail-Beratung der DGBS ausschließlich von und für selbst betroffene Profis, d. h. Menschen, die im Gesundheitswesen tätig sind oder waren und die selbst von Bipolaren Störungen betroffen sind

seelefon@psychiatrie.de SeeleFon per Mail

Telefonnummern

0800 55 33 33 55 Beratungstelefon der DGBS

0800 111 0 111 oder **0800 222 0 222** Telefonseelsorge

030 450 525 700 Beratungstelefon von Embryotox (unabhängige Informationen zur Verträglichkeit von Arzneimitteln in Schwangerschaft und Stillzeit)

0800 4 70 80 90 Silbernetz – Telefonhilfe für Seniorinnen und Senioren